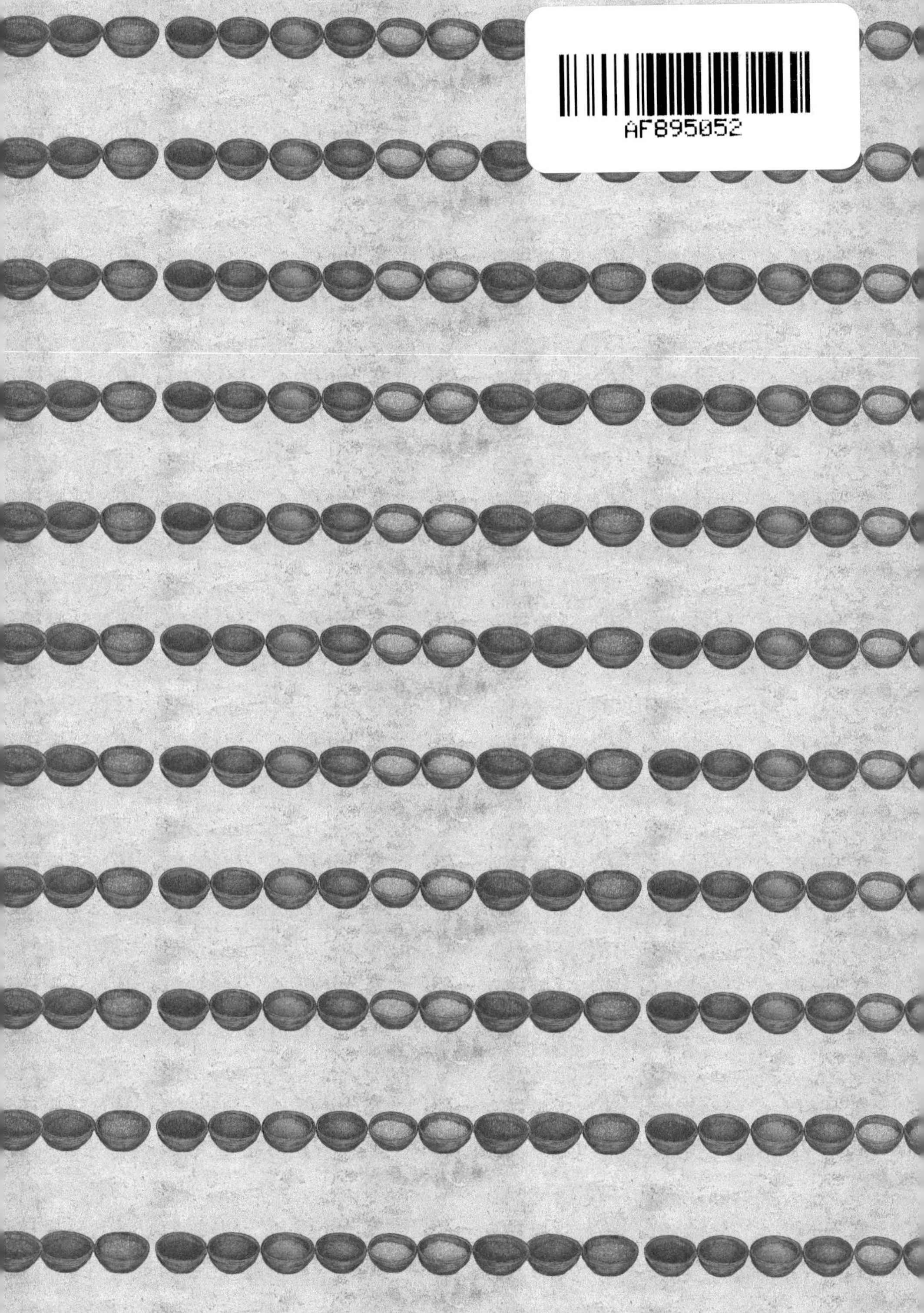

Inhaltsverzeichnis

Artemis Saage

Ayurvedische Gewürzkunde: Das große Gewürzlexikon für Kräuter und Gewürze

Traditionelle Gewürzmischungen selber mischen und Aromen harmonisch kombinieren - Mit allen wichtigen Grundlagen der ayurvedischen Heilkunde

134 Quellen
32 Fotos / Grafiken
13 Illustrationen

Impressum

Saage Media GmbH
c/o SpinLab – The HHL Accelerator
Spinnereistraße 7
04179 Leipzig, Germany
E-Mail: contact@SaageMedia.com
Web: SaageMedia.com
Commercial Register: Local Court Leipzig, HRB 42755 (Handelsregister: Amtsgericht Leipzig, HRB 42755)
Managing Director: Rico Saage (Geschäftsführer)
VAT ID Number: DE369527893 (USt-IdNr.)

Publisher: Saage Media GmbH
Veröffentlichung: 12.2024
Umschlagsgestaltung: Saage Media GmbH
ISBN-Softcover: 978-3-384-45919-0
ISBN-Ebook: 978-3-384-45920-6

Rechtliches / Hinweise

Die in diesem Buch aufgeführten externen Links und Quellenverweise wurden zum Zeitpunkt der Buchveröffentlichung geprüft. Auf die aktuellen und zukünftigen Gestaltungen und Inhalte der verlinkten Seiten hat der Autor keinen Einfluss. Für illegale, fehlerhafte oder unvollständige Inhalte sowie für Schäden, die durch die Nutzung oder Nichtnutzung der Informationen entstehen, haftet allein der Anbieter der verlinkten Website, nicht derjenige, der über Links auf die jeweilige Veröffentlichung verweist. Alle verwendeten externen Quellen sind im Literaturverzeichnis aufgeführt. Trotz sorgfältiger inhaltlicher Kontrolle übernehmen wir keine Haftung für die Inhalte externer Quellen. Für den Inhalt der zitierten Quellen sind ausschließlich deren Betreiber verantwortlich. Bilder und Quellen Dritter sind als solche gekennzeichnet. Die Vervielfältigung, Bearbeitung, Verbreitung und jede Art der Verwertung außerhalb der Grenzen des Urheberrechtes bedürfen der schriftlichen Zustimmung des jeweiligen Autors bzw. Erstellers.

Die in diesem Buch enthaltenen Quellenverweise und Zitate wurden sorgfältig recherchiert und sinngemäß wiedergegeben. Die Interpretation und Darstellung der zitierten Inhalte spiegelt die Auffassung des Autors wider und muss nicht zwangsläufig mit der Intention oder Meinung der ursprünglichen Autoren übereinstimmen. Bei sinngemäßen Zitaten wurden die Kernaussagen der Originalquellen nach bestem Wissen und Gewissen in den Kontext dieses Werkes eingebettet, können jedoch durch die Übertragung und Vereinfachung von den ursprünglichen Formulierungen und Bedeutungsnuancen abweichen. Alle verwendeten Quellen sind im Literaturverzeichnis vollständig aufgeführt und können dort im Original nachgelesen werden. Die Verantwortung für die Interpretation und kontextuelle Einbettung der zitierten Inhalte liegt beim Autor dieses Buches. Bei wissenschaftlichen Fragestellungen und Detailinformationen wird empfohlen, die Originalquellen zu konsultieren. Der Autor hat sich bemüht, komplexe wissenschaftliche Sachverhalte allgemeinverständlich darzustellen. Dabei können Vereinfachungen und Verallgemeinerungen nicht ausgeschlossen werden. Für die fachliche Richtigkeit und Vollständigkeit der vereinfachten Darstellungen kann keine Gewähr übernommen werden. Die sinngemäße Wiedergabe von Zitaten und wissenschaftlichen Erkenntnissen erfolgt nach bestem Wissen und Gewissen unter Beachtung des Zitatrechts gemäß § 51 UrhG. Bei der Vereinfachung und Übertragung und ggf. Übersetzung wissenschaftlicher Inhalte in eine allgemeinverständliche Sprache können Bedeutungsnuancen und fachliche Details verloren gehen. Für akademische Zwecke und bei der Verwendung als wissenschaftliche Referenz wird ausdrücklich empfohlen, auf die Originalquellen zurückzugreifen. Die vereinfachte Darstellung dient ausschließlich der populärwissenschaftlichen Information.

Die in diesem Buch enthaltenen Informationen über ayurvedische Gewürze, Kräuter und deren Anwendungen wurden sorgfältig recherchiert, basieren auf traditionellem Wissen und wurden nach bestem Wissen und Gewissen zusammengestellt. Dennoch können Fehler nicht vollständig ausgeschlossen werden. Die vorgestellten ayurvedischen Konzepte, Gewürzmischungen und Anwendungsempfehlungen dienen ausschließlich der Information und ersetzen keine professionelle Beratung oder Behandlung durch einen qualifizierten Ayurveda-Therapeuten, Arzt oder Heilpraktiker. Bei gesundheitlichen Beschwerden oder Erkrankungen sollte immer ein Arzt oder Therapeut aufgesucht werden. Besondere Vorsicht ist bei Allergien, Unverträglichkeiten oder der Einnahme von Medikamenten geboten. Die Kombination von Gewürzen und Kräutern mit Medikamenten kann zu unerwünschten Wechselwirkungen führen. Im Zweifelsfall sollte vor der Anwendung der Rat eines Arztes eingeholt werden. Die Autoren und der Verlag übernehmen keine Haftung für etwaige Nachteile oder Schäden, die aus den im Buch gemachten Angaben resultieren. Dies gilt auch für Rezepturen und Dosierungsangaben. Alle Inhalte dieses Buches, insbesondere Texte, Fotografien, Grafiken und Rezepturen sind urheberrechtlich geschützt. Die Verwendung der traditionellen ayurvedischen Bezeichnungen erfolgt unter Anerkennung der Rechte ihrer jeweiligen Inhaber. Die wissenschaftlichen Erkenntnisse und rechtlichen Rahmenbedingungen im Bereich der Gewürz- und Heilkunde entwickeln sich ständig weiter. Die Informationen in diesem Buch entsprechen dem Stand zum Zeitpunkt der Drucklegung. Eine Gewähr für die dauerhafte Gültigkeit der Angaben kann nicht übernommen werden. Die verwendeten Quellen sind im Anhang aufgeführt.

Dieses Buch wurde unter Verwendung von Künstlicher Intelligenz und anderen Tools erstellt. Unter anderem wurden Tools für die Recherche und Generierung der dekorativen Illustrationen eingesetzt. Trotz Kontrolle können Fehler nicht vollständig ausgeschlossen werden. Wir möchten betonen, dass der Einsatz von KI als unterstützendes Werkzeug dient, um unseren Lesern ein qualitativ hochwertiges und inspirierendes Leseerlebnis zu bieten.

Liebe Leserinnen, liebe Leser,

von Herzen danke ich Ihnen, dass Sie sich für dieses Buch entschieden haben. Mit Ihrer Wahl haben Sie mir nicht nur Ihr Vertrauen geschenkt, sondern auch einen Teil Ihrer wertvollen Zeit. Das weiß ich sehr zu schätzen.
Gewürze sind mehr als nur Geschmacksgeber - sie sind der Schlüssel zu einem ausbalancierten Leben nach den Prinzipien des Ayurveda. In einer Zeit, in der viele Menschen nach natürlichen Wegen zu mehr Wohlbefinden suchen, bietet die ayurvedische Gewürzkunde einen ganzheitlichen Ansatz zur harmonischen Verbindung von Geschmack und Gesundheit. Dieses umfassende Nachschlagewerk führt Sie durch die Welt der ayurvedischen Gewürze und ihre vielfältigen Wirkungen auf Körper und Geist. Entdecken Sie die sechs Geschmacksrichtungen (Rasa) und lernen Sie, wie thermische Wirkungen (Virya) und Gewürzqualitäten (Guna) zusammenspielen. Das Buch vermittelt traditionelles Wissen zur Gewürzverarbeitung und zeigt, wie Sie klassische Mischungen wie für Gemüse, Getreide und Hülsenfrüchte selbst herstellen können. Mit diesem praktischen Gewürzlexikon entwickeln Sie ein tiefes Verständnis für die Kunst der ayurvedischen Aromenkombination und können die heilsamen Eigenschaften der Gewürze gezielt in Ihren Alltag integrieren. Lassen Sie sich von der jahrtausendealten Weisheit der ayurvedischen Gewürzkunde inspirieren und erschließen Sie sich neue Dimensionen des bewussten Würzens.
Ich wünsche Ihnen nun eine inspirierende und aufschlussreiche Lektüre. Sollten Sie Anregungen, Kritik oder Fragen haben, freue ich mich über Ihre Rückmeldung. Denn nur durch den aktiven Austausch mit Ihnen, den Lesern, können zukünftige Auflagen und Werke noch besser werden. Bleiben Sie neugierig!

Artemis Saage
Saage Media GmbH

- support@saagemedia.com
- Spinnereistraße 7 - c/o SpinLab – The HHL Accelerator, 04179 Leipzig, Germany

Einleitung

Um Ihnen die bestmögliche Leseerfahrung zu bieten, möchten wir Sie mit den wichtigsten Merkmalen dieses Buches vertraut machen. Die Kapitel sind in einer logischen Reihenfolge angeordnet, sodass Sie das Buch von Anfang bis Ende durchlesen können. Gleichzeitig wurde jedes Kapitel und Unterkapitel als eigenständige Einheit konzipiert, sodass Sie auch gezielt einzelne Abschnitte lesen können, die für Sie von besonderem Interesse sind. Jedes Kapitel basiert auf sorgfältiger Recherche und ist durchgehend mit Quellenangaben versehen. Sämtliche Quellen sind direkt verlinkt, sodass Sie bei Interesse tiefer in die Thematik eintauchen können. Auch die im Text integrierten Bilder sind mit entsprechenden Quellenangaben und Links versehen. Eine vollständige Übersicht aller Quellen- und Bildnachweise finden Sie im verlinkten Anhang. Um die wichtigsten Informationen nachhaltig zu vermitteln, schließt jedes Kapitel mit einer prägnanten Zusammenfassung. Fachbegriffe sind im Text unterstrichen dargestellt und werden in einem direkt darunter platzierten, verlinkten Glossar erläutert. Für einen schnellen Zugriff auf weiterführende Online-Inhalte können Sie die QR-Codes mit Ihrem Smartphone scannen.

Zusätzliche Bonus-Materialien auf unserer Website

Auf unserer Website stellen wir Ihnen folgende exklusive Materialien zur Verfügung:

- Bonusinhalte und zusätzliche Kapitel
- Eine kompakte Gesamtzusammenfassung
- Eine PDF-Datei mit allen Quellenangaben
- Weiterführende Literaturempfehlungen

Die Website befindet sich derzeit noch im Aufbau.

SaageBooks.com/de/ayurvedische_gewuerzkunde-bonus-8MUULN

1. Grundlagen der ayurvedischen Gewürzkunde

Die ayurvedische Gewürzkunde erschließt eine faszinierende Welt, in der Geschmack und Heilwirkung untrennbar miteinander verbunden sind. Seit Jahrtausenden nutzen Menschen dieses Wissen, um Speisen nicht nur schmackhaft, sondern auch bekömmlich und gesundheitsfördernd zuzubereiten. Doch wie genau entfalten Gewürze ihre therapeutische Wirkung? Welche Rolle spielen dabei die sechs Geschmacksrichtungen und die thermischen Eigenschaften der Gewürze? Die traditionellen Verarbeitungsmethoden und Qualitätsmerkmale von Gewürzen bilden das Fundament für ihre optimale Wirkung. Dabei stellt sich die Frage, wie sich hochwertige von minderwertigen Gewürzen unterscheiden lassen und welche Verarbeitungsmethoden die wertvollen Inhaltsstoffe am besten bewahren. Von besonderem Interesse sind die Prinzipien harmonischer Gewürzkombinationen: Wie lassen sich verschiedene Aromen so vereinen, dass sie sich gegenseitig in ihrer Wirkung unterstützen? Welche Mengenverhältnisse haben sich dabei als optimal erwiesen? Die ayurvedische Gewürzkunde bietet einen systematischen Zugang zu diesen Fragen - ein Wissen, das auch in der modernen Küche neue Perspektiven für eine genussvolle und gesunde Ernährung eröffnet.

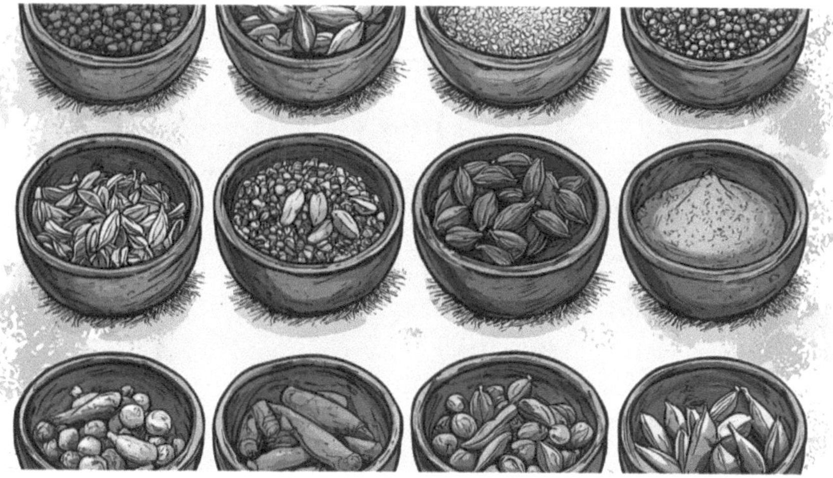

1. 1. Geschmacksrichtungen und Wirkungen

Wie beeinflussen Gewürze unsere Gesundheit über ihre geschmacklichen Eigenschaften hinaus? Welche Rolle spielen ihre thermischen Wirkungen im Stoffwechsel? Und warum unterscheidet die ayurvedische Lehre sechs grundlegende Geschmacksrichtungen? Die ayurvedische Gewürzkunde betrachtet Gewürze als komplexe Heilmittel, deren Wirkungen weit über die reine Geschmacksgebung hinausgehen. Jedes Gewürz verfügt über spezifische Eigenschaften, die systematisch den Stoffwechsel, die Verdauung und das allgemeine Wohlbefinden beeinflussen. Diese Eigenschaften basieren auf jahrtausendealten Beobachtungen und werden durch moderne wissenschaftliche Studien zunehmend bestätigt. Die Kenntnis der verschiedenen Geschmacksrichtungen und ihrer Wirkungen ermöglicht es, Gewürze gezielt zur Unterstützung der Gesundheit einzusetzen. Dabei zeigt sich, dass die ayurvedische Systematik der Geschmäcker und ihrer Eigenschaften ein präzises Instrument für die individuelle Gesundheitsvorsorge darstellt.

„Im ayurvedischen Verständnis bilden sechs grundlegende Geschmacksrichtungen (süß, sauer, salzig, scharf, bitter und adstringierend) die Basis für Gesundheit und Wohlbefinden.“

---

1. 1. 1. Die sechs Geschmacksrichtungen im Ayurveda

Im ayurvedischen Verständnis bilden sechs grundlegende Geschmacksrichtungen (Rasa) die Basis für Gesundheit und Wohlbefinden: süß (madhura), sauer (amla), salzig (lavana), scharf (katu), bitter (tikta) und adstringierend (kashaya) [s1]. Diese Geschmäcker sind nicht nur Sinneswahrnehmungen, sondern wirken direkt auf unsere Körpersysteme und beeinflussen das Gleichgewicht der Doshas [s2]. Jeder Geschmack setzt sich aus bestimmten Elementen zusammen: Süß entsteht aus Erde und Wasser, Sauer aus Erde und Feuer, Salzig aus Wasser und Feuer, Scharf aus Feuer und Luft, Bitter aus Luft und Raum, und Adstringierend aus Luft und Erde [s2]. Diese elementare Zusammensetzung erklärt ihre spezifischen Wirkungen auf den Körper. Der süße Geschmack wirkt aufbauend und stärkend auf den Organismus. Er fördert die Geweberegeneration und kann besonders Vata- und Pitta-Doshas ausgleichen [s3]. In der praktischen Anwendung finden wir süße Geschmäcker beispielsweise in Süßkartoffeln, Getreide oder reifen Früchten. Menschen mit erhöhtem Kapha sollten jedoch vorsichtig mit süßen Speisen sein, da diese das Kapha-Dosha verstärken können [s4]. Saure Geschmäcker, wie sie in Zitrusfrüchten oder fermentiertem Gemüse vorkommen, regen die Verdauung an und steigern die Energie [s3]. Sie sind besonders hilfreich für Vata-Typen, sollten aber von Pitta- und Kapha-Konstitutionen nur maßvoll genossen werden. Ein praktischer Tipp: Ein Spritzer Zitrone im warmen Wasser am Morgen kann die Verdauung sanft aktivieren. Der salzige Geschmack unterstützt die Flüssigkeitsbalance und stimuliert den Appetit [s3]. Allerdings warnt die ayurvedische Lehre vor übermäßigem Salzkonsum, da dieser zu Wassereinlagerungen und Hautproblemen führen kann [s4]. Scharfe Geschmäcker, wie sie in Ingwer oder Chili zu finden sind, fördern die Durchblutung und Verdauung [s3]. Sie sind besonders wertvoll für Kapha-Typen, während Vata- und Pitta-Konstitutionen sie nur sparsam einsetzen sollten [s2]. Ein praktisches Beispiel ist die Verwendung von frischem Ingwer als Tee bei träger Verdauung. Bittere Substanzen haben eine entgiftende Wirkung und können den Appetit regulieren [s3]. In der modernen Ernährung oft unterrepräsentiert, finden wir sie in Rukola, Chicorée oder Kurkuma. Sie sind besonders wichtig für Pitta-Typen [s5]. Der adstringierende Geschmack, der sich durch ein zusammenziehendes Gefühl im Mund auszeichnet, strafft die Gewebe und hat eine kühlende Wirkung [s3]. Beispiele sind grüner Tee oder unreife Bananen. Dieser

Geschmack ist besonders hilfreich für Kapha- und Pitta-Typen, während Vata-Typen ihn nur sparsam genießen sollten [s2]. Die ayurvedische Tradition empfiehlt, alle sechs Geschmacksrichtungen in einer Mahlzeit zu kombinieren [s6]. Dies kann beispielsweise durch ein ausgewogenes Curry erreicht werden, das süße Süßkartoffeln, scharfen Ingwer, saure Tomaten, salziges Meersalz, bittere Gewürze und adstringierende Hülsenfrüchte enthält. Die Wirkung der Geschmäcker geht über ihre unmittelbare Geschmacksempfindung hinaus und umfasst auch Vīrya (potente Energie) und Vipāka (postdigestive Wirkung) [s7]. Diese komplexen Zusammenhänge machen die ayurvedische Geschmackslehre zu einem wertvollen Werkzeug für die individuelle Gesundheitsvorsorge. Für die praktische Anwendung ist es wichtig zu wissen, dass Vata-Typen süße, saure und salzige Geschmäcker bevorzugen sollten, Pitta-Typen von süßen, bitteren und adstringierenden Geschmäckern profitieren und Kapha-Typen sich auf scharfe, bittere und adstringierende Geschmäcker konzentrieren sollten [s5].

Glossar

Dosha

Fundamentale Lebensenergien im Ayurveda, die als dynamische Kräfte alle physiologischen und psychologischen Prozesse im Körper steuern.

Kapha

Das Strukturprinzip im Ayurveda, verantwortlich für Stabilität und Aufbau im Körper, besteht aus den Elementen Erde und Wasser.

Pitta

Das Transformationsprinzip im Ayurveda, verbunden mit Stoffwechsel und Verdauungsprozessen, repräsentiert das Feuerelement.

Rasa

Ein Sanskrit-Begriff aus der ayurvedischen Medizin, der über die reine Geschmackswahrnehmung hinaus auch die energetische Essenz einer Substanz beschreibt.

Vata

Das Bewegungsprinzip im Ayurveda, zusammengesetzt aus den Elementen Luft und Äther, steuert alle Bewegungsvorgänge im Körper.

Vipaka

Der langfristige Effekt einer Substanz nach der vollständigen Verdauung, der sich vom unmittelbaren Geschmack unterscheiden kann.

Virya

Ein ayurvedisches Konzept, das die energetische Kraft und Potenz einer Substanz beschreibt, unabhängig von ihrem Geschmack.

1. 1. 2. Thermische Wirkung von Gewürzen

Die thermische Wirkung von Gewürzen spielt eine fundamentale Rolle in der ayurvedischen Medizin und beeinflusst direkt unsere Körperfunktionen. Diese Wirkungen werden in zwei Hauptkategorien unterteilt: wärmende und kühlende Eigenschaften [s8]. Wärmende Gewürze aktivieren den Stoffwechsel und das sympathische Nervensystem. Sie zeichnen sich durch ein erhöhtes Oxidationspotenzial aus und fördern die Gefäßerweiterung [s9]. Zu den klassischen wärmenden Gewürzen gehört beispielsweise Schwarzer Pfeffer, der die Durchblutung steigert und Muskel- sowie Gelenksteifheit lindert [s10]. In der praktischen Anwendung eignet sich schwarzer Pfeffer besonders gut in der kalten Jahreszeit oder bei Menschen, die zu Kälteempfindlichkeit neigen. Zimt nimmt eine besondere Stellung unter den wärmenden Gewürzen ein. Er hilft nicht nur dabei, überschüssige Feuchtigkeit im Körper zu reduzieren, sondern unterstützt auch Menschen mit chronisch kalten Händen und Füßen durch seine durchblutungsfördernde Wirkung. Als Verdauungstonikum kann er beispielsweise morgens in warmer Milch oder im Müsli genossen werden [s10]. Kardamom, ein weiteres wichtiges wärmendes Gewürz, fördert das Schwitzen und unterstützt die Reinigung der Atemwege [s10]. In der praktischen Anwendung empfiehlt sich Kardamom besonders bei festsitzendem Husten oder zur Vorbeugung von Erkältungen. Ein Kardamom-Tee, am besten in Kombination mit Ingwer, kann hier wahre Wunder wirken. Auf der anderen Seite des thermischen Spektrums finden wir die kühlenden Gewürze. Koriander beispielsweise unterstützt nicht nur die Verdauung, sondern hat auch eine entgiftende Wirkung [s11]. Er eignet sich hervorragend zur Zubereitung von sommerlichen Gerichten oder wenn der Körper überhitzt ist. Minze ist ein weiteres Beispiel für ein kühlendes Gewürz. Ihre erfrischende Wirkung macht sie zu einem idealen natürlichen Mittel gegen Überhitzung und Entzündungen [s11]. Ein frischer Minztee oder zerquetschte Minzblätter im Wasser können an heißen Sommertagen für natürliche Abkühlung sorgen. Fenchel vereint kühlende Eigenschaften mit verdauungsfördernder Wirkung [s11]. Er eignet sich besonders gut nach schweren Mahlzeiten oder bei Verdauungsbeschwerden. Ein Fencheltee nach dem Essen ist eine bewährte ayurvedische Praxis. Die geschickte Kombination wärmender und kühlender Gewürze ermöglicht es, die Körpertemperatur und den Stoffwechsel gezielt zu beeinflussen. So kann beispielsweise in der kalten Jahreszeit eine Gewürzmischung aus Zimt,

Kardamom und schwarzem Pfeffer die Körperwärme unterstützen, während im Sommer eine Kombination aus Koriander, Minze und Fenchel für angenehme Kühlung sorgt. Knoblauch verdient besondere Erwähnung als wärmendes Gewürz. Als starker Vasodilatator verbessert er nicht nur die Durchblutung, sondern verhindert auch die Verklumpung des Blutes [s10]. In der Küche kann er sowohl roh als auch gekocht verwendet werden, wobei die rohe Form die stärkste thermische Wirkung entfaltet. Bei der praktischen Anwendung der thermischen Gewürzwirkungen sollte man die individuelle Konstitution und die Jahreszeit berücksichtigen. Menschen mit erhöhtem Pitta-Dosha sollten vorsichtig mit wärmenden Gewürzen sein und vermehrt kühlende Gewürze wie Koriander oder Fenchel verwenden. vata-Typen profitieren hingegen oft von wärmenden Gewürzen wie Zimt und Kardamom. Die thermische Wirkung von Gewürzen kann auch gezielt zur Unterstützung der Gesundheit eingesetzt werden. Bei Erkältungen und Atemwegserkrankungen können wärmende Gewürze wie Meerrettich mit seiner abschwellenden Wirkung [s10] oder Cayenne, das die Körperkerntemperatur erhöht [s10], unterstützend wirken. Für die optimale Wirkung sollten diese Gewürze in warmen Getränken oder Speisen eingenommen werden.

Glossar

Oxidationspotenzial
Die Fähigkeit eines Stoffes, Elektronen aufzunehmen und dadurch chemische Reaktionen im Körper zu beschleunigen.

Pitta-Dosha
Eines der drei grundlegenden Lebensenergien im Ayurveda, das mit Feuer und Transformation verbunden ist.

Vasodilatator
Ein Stoff, der die Blutgefäße erweitert. Dies führt zu einer besseren Durchblutung und einem niedrigeren Blutdruck.

Verdauungstonikum
Ein natürliches Mittel, das die Verdauungsorgane stärkt und ihre Funktionen anregt.

1. 1. 3. Gewürzqualitäten und ihre Eigenschaften

Im ayurvedischen Verständnis besitzen Gewürze spezifische Qualitäten, die weit über ihre geschmacklichen Eigenschaften hinausgehen. Diese Qualitäten werden systematisch nach ihrer energetischen Wirkung, ihrer Schwere oder Leichtigkeit sowie ihrem Einfluss auf die Körperfunktionen klassifiziert [s12]. Die Gewürzqualitäten stehen in direkter Verbindung mit ihrer Wirkung auf das Verdauungsfeuer (Agni) und die Balance der doshas. Besonders interessant ist dabei die Beobachtung, dass Gewürze je nach ihrer spezifischen Eigenschaft entweder eine schwere oder leichte Qualität aufweisen können. So haben beispielsweise süße Gewürze wie Zimt eine schwerere Qualität und können das Körpergewicht fördern, während bittere Gewürze wie Kurkuma eine leichtere Qualität besitzen und den Appetit reduzieren können [s12]. In der asiatischen Ernährungstradition, die eng mit der ayurvedischen Lehre verbunden ist, werden Gewürze nicht nur als Geschmacksträger, sondern auch als pharmakologisch aktive Substanzen betrachtet. Diese Integration von medizinischen und kulinarischen Aspekten hat sich als besonders vorteilhaft für verschiedene Gesundheitsaspekte erwiesen, wie etwa die Kontrolle des Blutdrucks und die Verbesserung kardiovaskulärer Risikofaktoren [s13]. Ein faszinierendes Beispiel für die komplexe Wirkungsweise von Gewürzqualitäten zeigt sich am Beispiel der Bittergurke. Ihre bitteren Inhaltsstoffe, die in der asiatischen Küche geschätzt werden, entfalten multiple gesundheitsfördernde Wirkungen. Die bioaktiven Verbindungen wie Phenole, Carotinoide, Alkaloide und Saponine tragen zu anti-diabetischen, anti-oxidativen und sogar anti-krebsartigen Eigenschaften bei [s14]. In der praktischen Anwendung lässt sich die Bittergurke beispielsweise in Form eines Tees oder als Gemüsebeilage in die tägliche Ernährung integrieren. Die ayurvedische Gewürzkunde beschreibt zudem einen direkten Zusammenhang zwischen den Gewürzqualitäten und ihrer Wirkung auf die Körpersäfte. Dabei spielt das Verdauungsfeuer eine zentrale Rolle. Gewürze wie Ingwer, Kreuzkümmel und Kurkuma werden gezielt eingesetzt, um das Verdauungsfeuer zu stimulieren und die Ansammlung von unverdauten Substanzen (Ama) zu verhindern [s15]. Ein praktischer Tipp ist hier die Zubereitung einer Gewürzmischung aus gleichen Teilen gemahlenen Kreuzkümmels, Ingwer und Kurkuma, die vor den Mahlzeiten in warmem Wasser eingenommen werden kann. Die Qualitäten der Gewürze manifestieren sich auch in ihrer

Fähigkeit, spezifische Symptome zu behandeln. Die ayurvedische Tradition berücksichtigt dabei sowohl die wärmende oder kühlende Natur der Gewürze als auch ihren Einfluss auf die Körpersäfte [s15]. Für die praktische Anwendung bedeutet dies, dass bei der Auswahl der Gewürze nicht nur der Geschmack, sondern auch die individuelle Konstitution und aktuelle gesundheitliche Situation berücksichtigt werden sollten. Die Integration dieser Gewürzqualitäten in die moderne Ernährung kann durch bewusstes Experimentieren erfolgen. Dabei ist es ratsam, mit kleinen Mengen zu beginnen und die Wirkungen auf den eigenen Körper zu beobachten. Eine ausgewogene Kombination verschiedener Gewürzqualitäten kann nicht nur den Geschmack der Speisen bereichern, sondern auch gezielt zur Unterstützung der Gesundheit beitragen.

Zusammenfassung - 1. 1. Geschmacksrichtungen und Wirkungen

- Die sechs Geschmacksrichtungen (Rasa) setzen sich aus spezifischen Elementkombinationen zusammen, wie Erde/Wasser für süß und Luft/Raum für bitter.
- Süße Geschmäcker fördern Geweberegeneration und gleichen besonders Vata- und Pitta-Doshas aus.
- Saure Geschmäcker steigern die Verdauungsenergie und sind besonders hilfreich für Vata-Typen.
- Die thermische Wirkung von Gewürzen beeinflusst direkt das Oxidationspotenzial und die Gefäßerweiterung.
- Kardamom fördert als wärmendes Gewürz das Schwitzen und unterstützt die Reinigung der Atemwege.
- Knoblauch wirkt als starker Vasodilatator und verhindert die Verklumpung des Blutes.
- Die Bittergurke enthält bioaktive Verbindungen wie Phenole und Alkaloide mit anti-diabetischen Eigenschaften.
- Gewürze beeinflussen das Verdauungsfeuer (Agni) und verhindern die Ansammlung von unverdauten Substanzen (Ama).
- Die Gewürzqualitäten stehen in direkter Verbindung mit ihrer pharmakologischen Wirkung auf die Körpersäfte.
- Vata-Typen profitieren von süßen, sauren und salzigen Geschmäckern, während Kapha-Typen sich auf scharfe, bittere und adstringierende konzentrieren sollten.

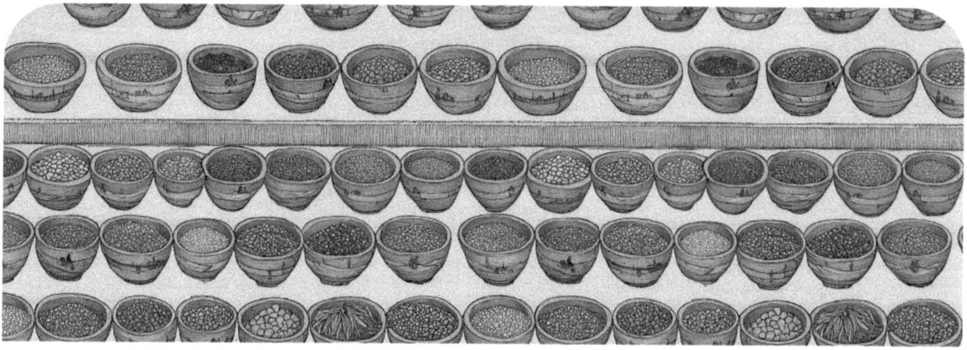

1. 2. Gewürzverarbeitung und Lagerung

Die sachgerechte Verarbeitung und Lagerung von Gewürzen bildet das Fundament der ayurvedischen Gewürzkunde. Doch wie bewahrt man die wertvollen Inhaltsstoffe und das charakteristische Aroma der Gewürze am besten? Welche traditionellen Methoden haben sich über Jahrhunderte bewährt und welche modernen Erkenntnisse ergänzen dieses Wissen? Die Komplexität der Gewürzverarbeitung zeigt sich bereits bei einfachen Vorgängen wie dem Rösten: Temperatur, Dauer und Bewegung der Gewürze beeinflussen maßgeblich ihre geschmacklichen und therapeutischen Eigenschaften. Auch die Lagerung stellt besondere Anforderungen - Temperatur, Luftfeuchtigkeit und Lichteinfall können die Haltbarkeit und Wirksamkeit der Gewürze erheblich beeinflussen. Die folgenden Ausführungen beleuchten sowohl traditionelle Verarbeitungstechniken als auch wissenschaftlich fundierte Qualitätsmerkmale, die für den optimalen Erhalt der Gewürzeigenschaften entscheidend sind.

„Bei korrekter Verpackung und Lagerung bei Temperaturen zwischen 15 und 35°C können Gewürzmischungen bis zu 180 Tage ohne Qualitätsverlust aufbewahrt werden.“

---

1. 2. 1. Traditionelle Verarbeitungsmethoden

Die traditionellen Verarbeitungsmethoden von Gewürzen in der ayurvedischen Küche basieren auf jahrhundertealtem Wissen und ausgefeilten Techniken, die nicht nur der Konservierung dienen, sondern auch die heilenden Eigenschaften der Gewürze optimal zur Geltung bringen. Eine zentrale Methode ist das Rösten der Gewürze, das besonders bei der Zubereitung von Gewürzmischungen eine wichtige Rolle spielt [s16]. Dabei werden beispielsweise Senfsamen, Kreuzkümmel und Koriandersamen vorsichtig in einer trockenen Pfanne erhitzt, bis sie ihr volles Aroma entfalten. Die Gewürze sollten dabei ständig bewegt werden, um ein gleichmäßiges Röstergebnis zu erzielen und ein Verbrennen zu vermeiden. Man erkennt den richtigen Zeitpunkt zum Beenden des Röstvorgangs am intensiven Duft und der leichten Farbveränderung der Gewürze. Bei der traditionellen Verarbeitung von Kurkuma kommt ein besonders komplexer Prozess zum Einsatz [s17]. Die Rhizome werden zunächst gekocht oder gedämpft, wodurch der charakteristische rohe Geruch verschwindet und die enthaltene Stärke gelatiniert wird. In der klassischen indischen Methode nutzte man dafür Tontöpfe, in denen die Rhizome mit Wasser gekocht und anschließend mit Blättern und einer Schicht Kuhdung abgedeckt wurden. Die dabei entstehende Ammoniakreaktion trug zur typischen Farbgebung bei. Moderne Verarbeitungsmethoden verwenden stattdessen große Eisenbehälter mit alkalischem Wasser. Nach dem Kochen ist eine rasche Sonnentrocknung essentiell, um ein optimales Endprodukt mit einer Feuchtigkeit zwischen 8% und 10% zu erhalten.

Eine weitere wichtige traditionelle Konservierungsmethode ist das Einlegen von Gewürzen und Kräutern [s18]. Dieser Prozess, auch als "Pickling" bekannt, beginnt mit der sorgfältigen Reinigung und Trocknung der Zutaten. Diese werden dann in gleichmäßige Stücke geschnitten und nochmals mehrere Stunden getrocknet - entweder an der Luft oder im Ofen bei niedriger Temperatur. Dies reduziert unerwünschte Geschmacksnoten und bereitet die Zutaten optimal auf den Einlegeprozess vor. Besonders wichtig ist dabei die absolute Trockenheit aller verwendeten Utensilien und Zutaten, da jegliche Feuchtigkeit die Haltbarkeit des Endprodukts gefährden könnte. Der beste Zeitpunkt für das Einlegen ist während der warmen Jahreszeit, da in kühleren Monaten die höhere Luftfeuchtigkeit das Risiko von Schimmelbildung erhöht. Bei der Zubereitung komplexer Gewürzgerichte wie Biryani [s19] zeigt sich die Bedeutung traditioneller Verarbeitungsmethoden besonders deutlich. Hier ist geduldiges, langsames Kochen erforderlich, um die verschiedenen Gewürzaromen harmonisch miteinander zu verbinden. Jede einzelne Zutat wird dabei sorgfältig ausgewählt und zum optimalen Zeitpunkt hinzugefügt. Die Einhaltung traditioneller Rezepturen und Zubereitungsmethoden gewährleistet dabei die Authentizität des Gerichts. Die Lagerung verarbeiteter Gewürze erfordert ebenfalls besondere Aufmerksamkeit [s16]. Bei korrekter Verpackung und Lagerung bei Temperaturen zwischen 15 und 35°C können Gewürzmischungen bis zu 180 Tage ohne Qualitätsverlust aufbewahrt werden. Besonders wichtig ist der Schutz vor direkter Sonneneinstrahlung, da diese den Verfall der Farbe und damit auch der wirksamen Inhaltsstoffe beschleunigen kann [s17]. Die physikochemischen Eigenschaften der Gewürze verändern sich während der Lagerung kontinuierlich [s20]. Typischerweise nehmen Feuchtigkeit und Säuregehalt im Laufe der Zeit zu, während der Gehalt an Fetten und Proteinen abnimmt. Um diese Prozesse zu verlangsamen, werden in der traditionellen Verarbeitung oft Kräuter mit antioxidativen Eigenschaften zugefügt, die nicht nur die Haltbarkeit verlängern, sondern auch mikrobiellen Verderb reduzieren.

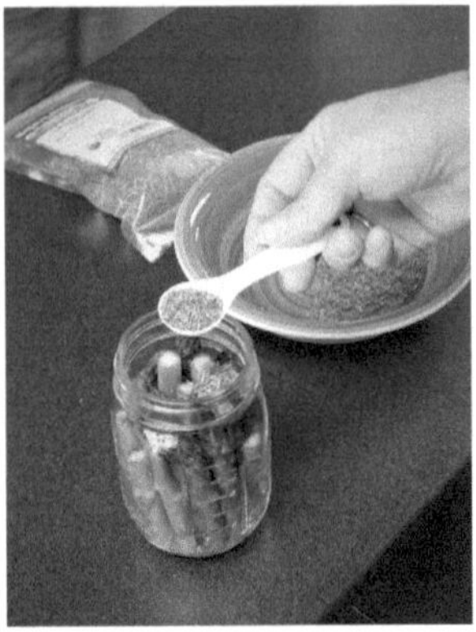

Pickling [i1]

Glossar

antioxidativ
Eigenschaft eines Stoffes, schädliche Oxidationsprozesse zu verhindern und freie Radikale zu neutralisieren

gelatinieren
Vorgang, bei dem sich Stärke durch Erhitzung in eine gelartige Masse verwandelt

physikochemisch
Bezieht sich auf die Kombination von physikalischen und chemischen Vorgängen in einem Stoff

Rhizom
Unterirdisch wachsende Sprossachse einer Pflanze, die als Speicherorgan dient und neue Triebe bilden kann

1. 2. 2. Qualitätsmerkmale von Gewürzen

Die Qualität von Gewürzen lässt sich anhand verschiedener sensorischer und physikalischer Merkmale bestimmen, die für ihre Wirksamkeit und Verwendbarkeit in der ayurvedischen Küche entscheidend sind. Eine sorgfältige Qualitätsprüfung ist unerlässlich, da minderwertige Gewürze nicht nur geschmacklich enttäuschen, sondern auch ihre therapeutische Wirkung verfehlen können. Ein wesentliches Qualitätsmerkmal ist die äußere Beschaffenheit der Gewürze. Bei ganzen Gewürzen wie Kardamom, Nelken oder Zimtstangen sollte die Oberfläche gleichmäßig und frei von Beschädigungen sein. Verfärbungen oder Flecken können auf unsachgemäße Lagerung oder mikrobiellen Befall hinweisen. Bei der Begutachtung von Kurkuma-Rhizomen ist besondere Vorsicht geboten, da diese häufig poliert werden, um eine glatte Oberfläche zu erzielen. Dabei kommen manchmal bedenkliche Substanzen zum Einsatz, weshalb man beim Kauf auf Bio-Qualität oder vertrauenswürdige Händler achten sollte [s21]. Die Farbe ist ein weiterer wichtiger Qualitätsindikator. Hochwertige Gewürze zeichnen sich durch intensive, charakteristische Färbungen aus. Kurkuma sollte beispielsweise ein kräftiges Gelborange aufweisen, während Kardamomkapseln ein sattes Grün zeigen sollten. Verblasste oder ungleichmäßige Färbungen deuten auf Alterung oder falsche Lagerung hin. Um die Farbqualität zu überprüfen, kann man bei Pulvergewürzen eine kleine Menge auf weißes Papier streichen - qualitativ hochwertige Gewürze zeigen dabei eine gleichmäßige, intensive Färbung ohne Klumpen oder Verfärbungen. Der Geruch ist eines der aussagekräftigsten Qualitätsmerkmale. Frische, hochwertige Gewürze entwickeln beim leichten Zerreiben zwischen den Fingern sofort ihr charakteristisches Aroma. Ein schwacher oder gar muffiger Geruch deutet auf überalterte oder falsch gelagerte Ware hin. Bei der Aromaprüfung sollte man die Gewürze in der hohlen Hand leicht anwärmen und dann vorsichtig daran riechen. Qualitativ hochwertige Kräuter und Gewürze können die sensorischen Eigenschaften von Speisen deutlich verbessern, ohne deren grundlegende Geschmackscharakteristik zu verfälschen [s22]. Die Textur spielt ebenfalls eine wichtige Rolle bei der Qualitätsbeurteilung. Ganze Gewürze sollten fest und kompakt sein, nicht brüchig oder spröde. Bei Pulvergewürzen ist eine gleichmäßige, feine Körnung erwünscht. Klumpenbildung deutet auf Feuchtigkeitsaufnahme hin und kann ein Zeichen für beginnenden Verderb sein. Um die Textur zu prüfen, kann man eine kleine Menge des Gewürzpulvers zwischen Daumen und Zeigefinger zerreiben - hochwertiges Gewürzpulver fühlt sich samtig an und verteilt sich gleichmäßig. Ein oft übersehenes aber wichtiges Qualitätsmerkmal ist die Dichte des Gewürzpulvers. Qualitativ hochwertige Gewürze haben ein charakteristisches Gewicht im Verhältnis zu ihrem Volumen. Um dies zu prüfen, kann man einen Teelöffel des Gewürzes abwiegen und mit Referenzwerten vergleichen. Zu leichte Pulver können ein Hinweis auf Streckung mit minderwertigen Füllstoffen sein. Die Reinheit der Gewürze ist ein weiteres entscheidendes Qualitätsmerkmal. Hochwertige Gewürze sollten frei von Fremdkörpern, Insektenbefall oder Schimmelpilzen sein. Bei ganzen Gewürzen lässt sich dies durch sorgfältige visuelle Inspektion überprüfen. Bei Pulvergewürzen kann man eine kleine Menge in einem Glas Wasser auflösen - Verunreinigungen setzen sich dabei meist am Boden ab. Die Frische der Gewürze lässt sich auch an ihrer Reaktion beim Erhitzen erkennen. Qualitativ hochwertige, frische Gewürze entwickeln beim vorsichtigen Rösten schnell ihr charakteristisches Aroma und ihre typische Farbe. Alte oder minderwertige Gewürze hingegen reagieren träge und entwickeln oft einen unangenehmen, verbrannten Geruch. Für die praktische Anwendung bedeutet dies, dass man beim Gewürzkauf alle Sinne einsetzen sollte. Eine sorgfältige Prüfung vor dem Kauf kann spätere Enttäuschungen vermeiden. Besonders bei größeren Mengen empfiehlt es sich, zunächst eine kleine Probe zu erwerben und diese auf ihre Qualität zu testen, bevor man größere Mengen erwirbt.

Glossar

mikrobiell
Durch mikroskopisch kleine Lebewesen wie Bakterien, Pilze oder andere Mikroorganismen verursacht oder damit zusammenhängend

Rhizom
Ein unterirdisch oder dicht über dem Boden wachsender Sprossachsenteil bei Pflanzen, der als Speicher- und Überdauerungsorgan dient

sensorisch
Bezieht sich auf die Wahrnehmung durch die menschlichen Sinnesorgane wie Geschmack, Geruch, Tastsinn, Sehen und Hören

Zusammenfassung - 1. 2. Gewürzverarbeitung und Lagerung

- Traditionelle Gewürzröstung erfordert ständige Bewegung für gleichmäßiges Röstergebnis und optimale Aromaentfaltung
- Kurkuma-Rhizome wurden klassisch in Tontöpfen gekocht und mit Kuhdung abgedeckt, wobei die Ammoniakreaktion zur Farbgebung beitrug
- Moderne Kurkuma-Verarbeitung nutzt alkalisches Wasser in Eisenbehältern mit Ziel-Feuchtigkeit von 8-10%
- Gewürzmischungen bleiben bei 15-35°C bis zu 180 Tage ohne Qualitätsverlust haltbar
- Während der Lagerung nehmen Feuchtigkeit und Säuregehalt zu, während Fette und Proteine abnehmen
- Antioxidative Kräuter werden traditionell zur Verlängerung der Haltbarkeit und Reduktion mikrobiellen Verderbs zugefügt
- Polierte Kurkuma-Rhizome können bedenkliche Poliermittel enthalten
- Die Gewürzdichte gibt Aufschluss über mögliche Streckung mit minderwertigen Füllstoffen
- Qualitativ hochwertige Gewürze entwickeln beim Rösten schnell ihr charakteristisches Aroma, minderwertige reagieren träge
- Warme Jahreszeit ist optimal für Einlegeprozesse aufgrund geringerer Luftfeuchtigkeit und reduziertem Schimmelrisiko

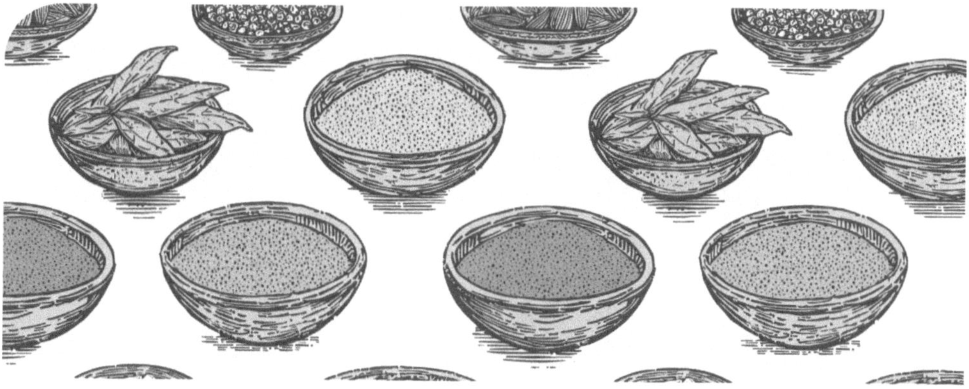

1. 3. Gewürzkombinationen

Die Kombination von Gewürzen ist eine der faszinierendsten Aspekte der ayurvedischen Heilkunst. Wie beeinflussen sich verschiedene Gewürze gegenseitig? Nach welchen Prinzipien werden harmonische Mischungen erstellt? Und welche Rolle spielen dabei die individuellen Bedürfnisse des Menschen? Die ayurvedische Gewürzkunde hat über Jahrtausende ein komplexes System entwickelt, das weit über das reine Geschmackserlebnis hinausgeht. Jedes Gewürz bringt nicht nur seinen charakteristischen Geschmack mit, sondern auch spezifische energetische und heilende Eigenschaften. In der Kombination verschiedener Gewürze entsteht ein Zusammenspiel, das sowohl kulinarisch als auch therapeutisch wirksam ist. Die Kunst der Gewürzkombination erfordert fundiertes Wissen über die Eigenschaften einzelner Gewürze, ihre Wechselwirkungen und die optimalen Mischungsverhältnisse. Dabei spielen Faktoren wie Jahreszeit, Konstitutionstyp und Verdauungskraft eine entscheidende Rolle. Die folgenden Abschnitte zeigen, wie Sie dieses Wissen praktisch für sich nutzen können.

„Ein wichtiges Grundprinzip ist die Beachtung der Heiz- und Kühlenergie der verschiedenen Gewürze - im Sommer werden mehr kühlende Gewürze wie Koriander und Kardamom verwendet, im Winter mehr wärmende wie Ingwer und Zimt."

1. 3. 1. Grundprinzipien der Gewürzmischungen

Die ayurvedische Gewürzkunde basiert auf dem fundamentalen Verständnis, dass jedes Nahrungsmittel und Gewürz nicht nur einen charakteristischen Geschmack besitzt, sondern auch eine spezifische energetische Wirkung auf unseren Körper hat [s23]. Diese Erkenntnis bildet die Grundlage für die kunstvolle Kombination von Gewürzen, die weit über das reine Geschmackserlebnis hinausgeht. In der praktischen Anwendung bedeutet dies zunächst, die fünf Grundgeschmäcker - süß, salzig, sauer, bitter und umami - in einem harmonischen Gleichgewicht zu vereinen [s24]. Nehmen wir als Beispiel eine klassische Curry-Gewürzmischung: Hier ergänzen sich süßlicher Kardamom, salzige Mineralien aus Kreuzkümmel, die Säure von Koriander, die Bitterstoffe des Kurkuma und die umami-Note von geröstetem Kreuzkümmel zu einer ausbalancierten Komposition. Ein wichtiges Grundprinzip ist die Beachtung der Heiz- und Kühlenergie der verschiedenen Gewürze [s23]. Wenn Sie beispielsweise ein wärmendes Gericht zubereiten möchten, kombinieren Sie idealerweise Gewürze wie Ingwer, schwarzen Pfeffer und Zimt. Für kühlende Effekte eignen sich hingegen Koriander, Kardamom und Fenchel. Bei der praktischen Umsetzung sollten Sie dabei die Jahreszeit berücksichtigen - im Sommer mehr kühlende, im Winter mehr wärmende Gewürze verwenden. Die Verträglichkeit von Lebensmitteln kann durch geschickte Gewürzkombinationen deutlich verbessert werden [s23]. Ein praktisches Beispiel: Hülsenfrüchte, die oft als schwer verdaulich gelten, werden durch die Zugabe von Kreuzkümmel, Ingwer und Asafoetida deutlich bekömmlicher. Dabei gilt die Faustregel: Je stärker das eigene Verdauungsfeuer (agni), desto besser können auch komplexere Gewürzkombinationen verarbeitet werden. Bei der Entwicklung von Gewürzmischungen spielt auch die kulturelle Sensibilität eine wichtige Rolle [s24]. Traditionelle Kombinationen haben sich oft über Jahrhunderte entwickelt und sind perfekt auf regionale Gegebenheiten und Bedürfnisse abgestimmt. So verwendet die indische Küche beispielsweise häufig Kombinationen aus Kurkuma, Kreuzkümmel und Koriander, während in der mediterranen Küche Oregano, Thymian und Rosmarin dominieren. Ein weiterer wichtiger Aspekt ist das Mengenverhältnis der Gewürze zueinander [s23]. Ähnlich wie bei der ayurvedischen Regel für das Verhältnis von Ghee zu Honig (2:1) gibt es auch bei Gewürzmischungen optimale Proportionen. Als Faustregel gilt: Dominante Gewürze wie Kurkuma oder Kreuzkümmel bilden die Basis (etwa 40%), während feinere Aromen wie Kardamom oder Zimt als Akzente (etwa 5-10%) eingesetzt werden. Die Kunst der Gewürzkombination liegt auch im geschickten Einsatz von Kontrasten [s24]. Experimentieren Sie beispielsweise mit der Kombination von scharfen und süßlichen Noten, wie bei der Verbindung von Chili mit Zimt. Dabei sollten Sie jedoch stets den dominierenden Geschmack im Auge behalten und die anderen Gewürze unterstützend einsetzen. Das Zusammenspiel von Aroma und Geschmack ist ebenfalls entscheidend [s24]. Viele Gewürze entfalten ihr volles Potenzial erst durch kurzes Anrösten oder durch die Kombination mit Ölen. Ein praktischer Tipp: Rösten Sie ganze Gewürze kurz in einer trockenen Pfanne an, bevor Sie sie mahlen - dies intensiviert das Aroma erheblich. Saisonale und lokale Verfügbarkeit sollten bei der Zusammenstellung von Gewürzmischungen berücksichtigt werden [s24]. Frische Kräuter und Gewürze aus regionalem Anbau haben oft ein intensiveres Aroma und harmonieren besser miteinander als importierte Alternativen. Abschließend ist es wichtig zu verstehen, dass die Grundprinzipien der Gewürzmischungen zwar als Leitfaden dienen, aber Raum für persönliche Vorlieben und Experimente lassen [s24]. Beginnen Sie mit bewährten Kombinationen und entwickeln Sie daraus Ihre eigenen Variationen. Dokumentieren Sie Ihre Erfahrungen und passen Sie die Mischungen an Ihre individuellen Bedürfnisse und Geschmacksvorlieben an.

1. 3. 2. Harmonische Aromenkombinationen

Die harmonische Kombination von Aromen in der ayurvedischen Küche folgt einem komplexen System, das sowohl geschmackliche als auch gesundheitliche Aspekte berücksichtigt. Die Kunst liegt darin, verschiedene Aromenwelten so miteinander zu verbinden, dass sie sich gegenseitig ergänzen und verstärken, ohne sich zu überlagern. Eine zentrale Rolle spielen dabei die Kombinationen von Gewürzen mit verschiedenen Grundnahrungsmitteln. Besonders interessant ist die Verbindung von ghee mit Reis, die nicht nur geschmacklich überzeugt, sondern auch die Nährstoffaufnahme optimiert [s25]. In der praktischen Anwendung empfiehlt es sich, das Ghee leicht zu erwärmen und mit einer Prise Kurkuma zu versetzen, bevor es über den gekochten Reis gegeben wird. Die Aromenkombination spielt auch bei Getränken eine wichtige Rolle. Die Verbindung von grünem Tee mit Zitrone beispielsweise schafft nicht nur ein erfrischendes Geschmackserlebnis, sondern unterstützt auch den Stoffwechsel [s25]. Für die optimale Wirkung sollten Sie den Tee nicht zu heiß aufgießen und die Zitrone erst nach dem Ziehen hinzufügen, um die wertvollen Inhaltsstoffe zu bewahren. Ein faszinierender Aspekt der harmonischen Aromenkombination zeigt sich in der Verbindung von fruchtigen und erdigen Noten [s26]. Diese Balance findet sich beispielsweise in speziellen Teemischungen, die Früchte und Blüten kombinieren. Bei der Zubereitung solcher Mischungen sollte man darauf achten, dass die Früchte nicht zu dominant werden - ein ausgewogenes Verhältnis von etwa 30% Früchten zu 70% Basiskomponenten hat sich bewährt. Die ayurvedische Tradition kennt auch die kraftvolle Kombination von Milch mit Safran [s25]. Diese harmonische Verbindung wird besonders für die Abendstunden empfohlen, da sie entspannungsfördernd wirkt. Für die Zubereitung erwärmen Sie die Milch sanft und geben einige Safranfäden hinzu - wichtig ist, dass die Milch nicht kocht, sondern nur leicht erhitzt wird. Eine weitere interessante Aromenkombination findet sich in der Verbindung von Bananen mit Ghee [s25]. Diese auf den ersten Blick ungewöhnliche Kombination schafft eine perfekte Balance zwischen süßen und cremigen Noten. In der praktischen Anwendung können Sie reife Bananen in Scheiben schneiden und mit einem Teelöffel erwärmtem Ghee beträufeln - eine nährstoffreiche Zwischenmahlzeit, die besonders gut für Menschen mit schwacher Verdauung geeignet ist. Die Kombination von Vollkorn mit Gemüse [s25] bietet nicht nur eine ausgewogene

Nährstoffversorgung, sondern auch ein komplexes Aromenprofil. Dabei ist es wichtig, die Gewürze auf beide Komponenten abzustimmen. Beispielsweise harmonieren würzige Kreuzkümmelnoten besonders gut mit Vollkornreis, während mediterrane Kräuter das Gemüse optimal ergänzen. Ein besonderer Aspekt der harmonischen Aromenkombination zeigt sich in der Verbindung von Joghurt mit Früchten [s25]. Hier ist es wichtig, die säuerliche Note des Joghurts mit der natürlichen Süße der Früchte auszubalancieren. Praktischer Tipp: Verwenden Sie reife, saisonale Früchte und kombinieren Sie diese mit naturbelassenem Joghurt ohne zusätzlichen Zucker. Die Kunst der harmonischen Aromenkombination zeigt sich auch in der Zubereitung von Gewürztees [s26]. Hier können verschiedene Geschmacksrichtungen wie würzig, fruchtig und blumig zu einer ausgewogenen Komposition vereint werden. Bei der Zusammenstellung sollten Sie darauf achten, dass sich die einzelnen Komponenten in ihrer Ziehzeit ähneln, um eine gleichmäßige Aromaentfaltung zu gewährleisten.

Die Kombination von Honig mit warmem Wasser [s25] ist ein weiteres Beispiel für eine harmonische Aromenkombination mit gesundheitlichem Mehrwert. Wichtig ist hierbei, dass das Wasser nicht zu heiß ist, da sonst wertvolle Eigenschaften des Honigs verloren gehen können. Die ideale Temperatur liegt bei etwa 40°C.

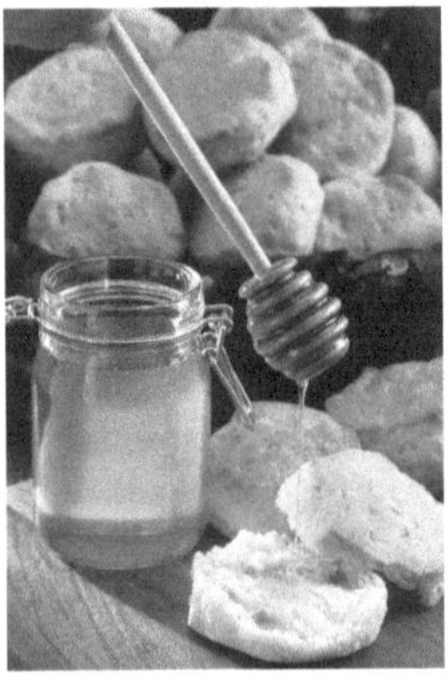

Honig [i2]

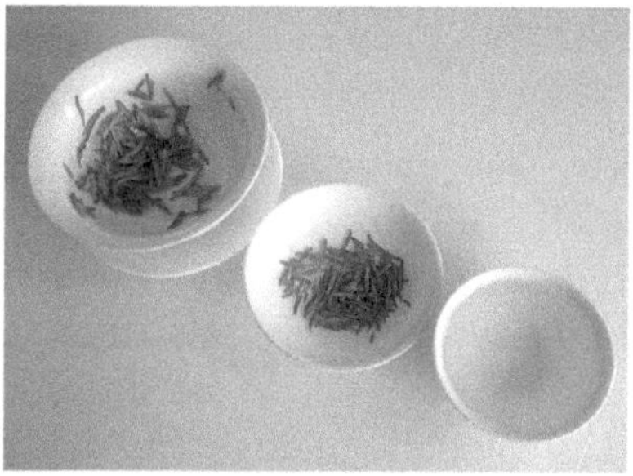

grüner Tee [i3]

1. 3. 3. Ausgewogene Mischungsverhältnisse

Die Kunst der ausgewogenen Mischungsverhältnisse in der ayurvedischen Gewürzkunde basiert auf präzisen Mengenverhältnissen und deren geschickter Anpassung. Dabei spielen sowohl geschmackliche als auch gesundheitliche Aspekte eine zentrale Rolle. Die richtige Balance ist entscheidend für die optimale Wirkung der Gewürze. Ein fundamentales Prinzip ist das Verhältnis von 2:1 zwischen fetthaltigen und süßenden Komponenten [s27]. Dies zeigt sich beispielsweise bei der Zubereitung von ayurvedischen Süßspeisen, wo Ghee und Honig in diesem Verhältnis kombiniert werden. Diese Proportion hat sich als besonders bekömmlich erwiesen und minimiert mögliche unerwünschte Wirkungen der Kombination. Bei der praktischen Umsetzung von Gewürzmischungen ist es wichtig zu verstehen, dass die Grundrezepte als Ausgangsbasis dienen, aber individuell angepasst werden können [s28]. Wenn Sie beispielsweise eine klassische Curry-Mischung zubereiten, können Sie den Anteil wärmender Gewürze wie Ingwer erhöhen, wenn Sie eine stärker erhitzende Wirkung wünschen. Umgekehrt lässt sich der Anteil kühlender Komponenten wie Koriander steigern, um die Mischung ausgleichender zu gestalten. Die Lagerung der Gewürzmischungen spielt eine entscheidende Rolle für die Bewahrung der ausgewogenen Verhältnisse. Luftdichte Behälter an einem kühlen, dunklen Ort sind essentiell [s28]. Dies verhindert, dass einzelne Komponenten durch Oxidation oder Feuchtigkeit ihre Wirkkraft verlieren und damit das sorgfältig austarierte Verhältnis gestört wird. Ein praktischer Tipp: Verwenden Sie dunkle Glasgefäße mit Schraubverschluss und beschriften Sie diese mit Datum und genauer Zusammensetzung. Ein weiterer wichtiger Aspekt ist das gemeinsame Kochen verschiedener Zutaten [s27]. Wenn Sie beispielsweise eine Gewürzmischung für Hülsenfrüchte zubereiten, können potentiell schwer verträgliche Kombinationen durch das gemeinsame Garen harmonisiert werden. Dabei entwickelt sich ein synergetischer Effekt, der die Bekömmlichkeit der Speisen erhöht. Die Feinabstimmung der Mischungsverhältnisse sollte auch die individuelle Konstitution berücksichtigen. Menschen mit einem starken Verdauungsfeuer vertragen in der Regel intensivere Gewürzmischungen, während Personen mit empfindlicher Verdauung von ausgewogeneren, milderen Kombinationen profitieren. Experimentieren Sie hier vorsichtig und dokumentieren Sie Ihre Erfahrungen. Bei der Herstellung größerer Mengen von Gewürzmischungen empfiehlt es sich, zunächst eine kleine Testmenge anzusetzen und diese zu probieren, bevor man die gesamte Mischung zubereitet. So können Sie die Verhältnisse noch anpassen, ohne größere Mengen der wertvollen Gewürze zu verschwenden. Die Frische der einzelnen Komponenten ist ebenfalls entscheidend für das Gelingen der Mischung. Verwenden Sie möglichst frisch gemahlene Gewürze und achten Sie auf die unterschiedlichen Haltbarkeiten. Während robuste Gewürze wie Kurkuma mehrere Monate ihre Kraft behalten, sollten empfindlichere Komponenten wie gemahlener Kardamom häufiger erneuert werden. Ein praktischer Ansatz ist das Arbeiten mit einer Grundmischung, die dann situativ ergänzt wird. Diese Basismischung enthält die Hauptkomponenten in ausgewogenen Verhältnissen und kann je nach Bedarf mit zusätzlichen Gewürzen verfeinert werden. Dies ermöglicht eine flexible Anpassung ohne das Grundgleichgewicht zu stören. Die regelmäßige Überprüfung und Anpassung der Mischungsverhältnisse ist Teil der ayurvedischen Praxis. Jahreszeitliche Veränderungen, individuelle Bedürfnisse und die Qualität der verfügbaren Gewürze können Feinjustierungen erforderlich machen. Bleiben Sie dabei aufmerksam für die Signale Ihres Körpers und die Wirkung der Gewürze.

Zusammenfassung - 1. 3. Gewürzkombinationen

- Die ayurvedische Gewürzkunde basiert auf der energetischen Wirkung jedes Gewürzes auf den Körper, über den reinen Geschmack hinaus
- Die fünf Grundgeschmäcker müssen in einer Curry-Gewürzmischung ausbalanciert sein: süßlicher Kardamom, salziger Kreuzkümmel, saurer Koriander, bitteres Kurkuma und Umami-Note von geröstetem Kreuzkümmel
- Heiz- und Kühlenergie der Gewürze folgt der Jahreszeit - im Sommer mehr kühlende wie Koriander und Fenchel, im Winter mehr wärmende wie Ingwer und Zimt
- Das Verhältnis dominanter Gewürze wie Kurkuma zur Basis beträgt etwa 40%, während feinere Aromen wie Kardamom nur 5-10% ausmachen
- Kurzes Anrösten ganzer Gewürze vor dem Mahlen intensiviert das Aroma erheblich
- Die Kombination von Ghee mit Reis optimiert nachweislich die Nährstoffaufnahme
- Grüner Tee mit Zitrone sollte nicht zu heiß aufgegossen werden und die Zitrone erst nach dem Ziehen hinzugefügt werden
- Bei Teemischungen hat sich ein Verhältnis von 30% Früchten zu 70% Basiskomponenten als optimal erwiesen
- Safran-Milch sollte nur leicht erwärmt und nicht gekocht werden für optimale Wirkung
- Das fundamentale Verhältnis von 2:1 zwischen fetthaltigen und süßenden Komponenten minimiert unerwünschte Wirkungen
- Dunkle Glasgefäße mit Schraubverschluss sind optimal für die Lagerung von Gewürzmischungen

Rückblick - 1. Grundlagen der ayurvedischen Gewürzkunde

- Die ayurvedische Gewürzkunde unterscheidet sechs fundamentale Geschmacksrichtungen (Rasa), die sich aus spezifischen Elementkombinationen zusammensetzen.
- Jeder Geschmack wirkt direkt auf die Doshas und beeinflusst die Körpersysteme durch seine energetische Qualität.
- Die thermische Wirkung von Gewürzen wird in wärmende und kühlende Eigenschaften unterteilt, die das Oxidationspotenzial und die Gefäßerweiterung beeinflussen.
- Schwarzer Pfeffer steigert als klassisch wärmendes Gewürz die Durchblutung und lindert Muskel- sowie Gelenksteifheit.
- Koriander wirkt als kühlendes Gewürz entgiftend und eignet sich besonders für sommerliche Gerichte.
- Die Qualität von Gewürzen lässt sich durch sensorische Merkmale wie Farbe, Geruch und Textur bestimmen.
- Hochwertige Gewürze entwickeln beim Rösten schnell ihr charakteristisches Aroma, während minderwertige träge reagieren.
- Die traditionelle Verarbeitung von Kurkuma erfolgt durch einen komplexen Prozess des Kochens und Trocknens mit spezifischen alkalischen Bedingungen.
- Gewürzmischungen folgen dem Prinzip der Balance zwischen den fünf Grundgeschmäckern und berücksichtigen die Heiz- und Kühlenergie.
- Das fundamentale Mischungsverhältnis von 2:1 zwischen fetthaltigen und süßenden Komponenten hat sich als besonders bekömmlich erwiesen.
- Die Kombination von Ghee mit Reis optimiert nicht nur den Geschmack, sondern auch die Nährstoffaufnahme.
- Die Verbindung von Safran mit warmer Milch entfaltet eine entspannungsfördernde Wirkung.
- Während diese Grundprinzipien der Gewürzkunde bereits faszinierend sind, offenbart erst die detaillierte Betrachtung

einzelner Gewürze ihre wahre Komplexität und therapeutische Tiefe.

2. Einzelne Gewürze und ihre Eigenschaften

Die Welt der Gewürze fasziniert die Menschheit seit Jahrtausenden. Doch was macht einzelne Gewürze so besonders und wie entfalten sie ihre spezifischen Wirkungen im menschlichen Organismus? Von der heilenden Kraft des Ingwers über die stoffwechselanregende Wirkung der Kurkuma bis hin zu den verdauungsfördernden Eigenschaften des Kreuzkümmels - jedes Gewürz besitzt ein einzigartiges Profil an bioaktiven Substanzen. Während die moderne Wissenschaft die molekularen Mechanismen dieser Gewürze zunehmend entschlüsselt, stellt sich die Frage: Wie lassen sich traditionelles Wissen und aktuelle Forschungsergebnisse sinnvoll verbinden? Welche Rolle spielen Qualität, Herkunft und richtige Aufbewahrung für die Wirksamkeit? Und wie können wir das therapeutische Potenzial der Gewürze optimal in unseren Alltag integrieren? Die folgenden Ausführungen beleuchten die wichtigsten Gewürze der ayurvedischen Tradition im Detail - von ihrer botanischen Herkunft über ihre chemische Zusammensetzung bis hin zu praktischen Anwendungsmöglichkeiten in Küche und Heilkunde. Dabei wird deutlich: Das Wissen um die spezifischen Eigenschaften einzelner Gewürze eröffnet völlig neue Perspektiven für ihre gezielte Nutzung.

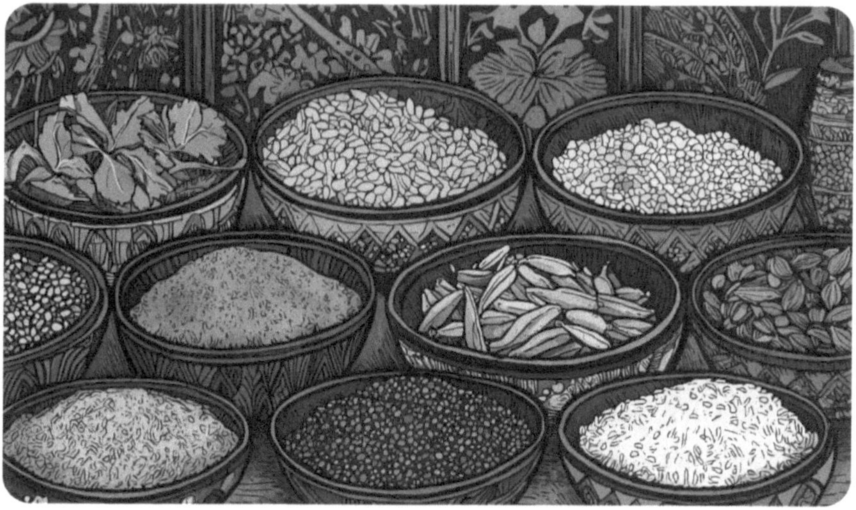

2. 1. Wurzelgewürze

Wurzelgewürze gehören zu den faszinierendsten Vertretern der Gewürzwelt. Doch was macht sie so besonders? Ihre unterirdischen Speicherorgane bergen eine erstaunliche Vielfalt an bioaktiven Substanzen, die nicht nur geschmacklich, sondern auch therapeutisch wirksam sind. Wie unterscheiden sich die einzelnen Wurzelgewürze in ihrer Wirkung? Welche Rolle spielen sie in der ayurvedischen Medizin? Von der scharfen Ingwerwurzel über die goldgelbe Kurkuma bis zum süßen Galgant - jedes dieser Gewürze hat seine eigene Geschichte und spezifischen Eigenschaften entwickelt. Dabei stellt sich die Frage, wie diese Gewürze optimal eingesetzt und kombiniert werden können, um ihre gesundheitsfördernden Wirkungen voll zu entfalten. Die moderne Wissenschaft bestätigt zunehmend das traditionelle Wissen über Wurzelgewürze und eröffnet neue Perspektiven für ihre Anwendung. Eine genauere Betrachtung dieser bemerkenswerten Pflanzen offenbart ein faszinierendes Zusammenspiel von Tradition und Innovation in der Gewürzkunde.

„Meerrettich wird im Ayurveda als Vajramula bezeichnet und für seine stark erhitzenden Eigenschaften geschätzt.“

2. 1. 1. Ingwer und seine Anwendungen

Ingwer, ein faszinierendes Wurzelgewürz mit einer jahrtausendealten Tradition, gehört zu den am häufigsten konsumierten Gewürzen weltweit [s29]. Seine Verwendung reicht bis in die Antike zurück, wobei die Einführung in den Mittelmeerraum bereits im 1. Jahrhundert n. Chr. erfolgte [s30]. Das unterirdische Rhizom dieser bemerkenswerten Pflanze birgt eine Fülle von bioaktiven Komponenten, die für ihre vielfältigen gesundheitlichen Wirkungen bekannt sind [s31]. Der charakteristische würzig-scharfe, fast pfeffrige Geschmack des Ingwers entfaltet sich ohne die intensive Schärfe anderer Gewürze [s31]. In der Küche findet man Ingwer in verschiedenen Formen - frisch, getrocknet, eingelegt, kandiert oder als Pulver [s29]. Ein praktischer Tipp für die Aufbewahrung von frischem Ingwer: Wickeln Sie ihn in ein feuchtes Küchentuch und lagern Sie ihn im Gemüsefach des Kühlschranks, so bleibt er bis zu drei Wochen frisch. Besonders bemerkenswert sind die medizinischen Anwendungen von Ingwer. Die Forschung bestätigt seine Wirksamkeit bei verschiedenen Arten von Übelkeit [s32]. Für Schwangere mit Morgenübelkeit empfiehlt sich beispielsweise die Zubereitung eines milden Ingwertees: Übergießen Sie 2-3 dünne Scheiben frischen Ingwer mit heißem Wasser und lassen Sie ihn 5-10 Minuten ziehen. Auch bei Reisekrankheit hat sich Ingwer bewährt [s33] - hier können kandierte Ingwerstücke oder Ingwerkapseln vor Reiseantritt vorbeugend eingenommen werden. Die entzündungshemmenden Eigenschaften des Ingwers sind besonders interessant für Menschen mit chronischen Entzündungskrankheiten wie Arthritis [s34]. Ein wohltuendes Ingwer-Kurkuma-Getränk kann hier unterstützend wirken: Kombinieren Sie einen Teelöffel geriebenen frischen Ingwer mit einer Prise Kurkuma und schwarzem Pfeffer in heißem Wasser [s35]. Für die Unterstützung des Immunsystems eignet sich besonders gut eine Kombination aus Ingwer, Zimt und Nelken [s31]. Ein entsprechendes Getränk lässt sich leicht selbst herstellen: Kochen Sie die Gewürze kurz in Wasser auf und genießen Sie es warm oder gekühlt - je nach persönlicher Vorliebe. Bei der Anwendung von Ingwer sollten einige wichtige Aspekte beachtet werden. Mögliche Nebenwirkungen wie Sodbrennen, Durchfall oder Mundreizungen können besonders bei hohen Dosen auftreten [s33]. Menschen, die Blutverdünner, Diabetes- oder Blutdruckmedikamente einnehmen, sollten vor einer regelmäßigen Ingwereinnahme ihren Arzt konsultieren [s33]. Ein interessanter Aspekt der traditionellen Küche ist die Verwendung von Ingwerscheiben zwischen den Gängen zur Geschmacksreinigung [s30]. Diese Praxis lässt sich leicht in moderne Menüs integrieren: Servieren Sie dünn geschnittene, leicht gesalzene Ingwerscheiben als Palate Cleanser zwischen verschiedenen Gängen. Die Kombination von Ingwer mit anderen Gewürzen kann seine positiven Eigenschaften verstärken. Besonders die Verbindung mit Kurkuma hat sich als effektiv bei der Reduzierung von Entzündungen erwiesen [s35]. Ein ayurvedisches Gewürzöl lässt sich einfach selbst herstellen: Erwärmen Sie hochwertiges Kokosöl sanft mit geriebenem Ingwer und einer Prise Kurkuma - ideal für Massagen oder als Würzöl. Die bioaktiven Verbindungen im Ingwer, insbesondere die Gingerole, zeigen vielversprechende Wirkungen bei der Behandlung von Typ-2-Diabetes durch die Verbesserung des Blutzuckerspiegels [s35]. Ein regelmäßiger, moderater Konsum von Ingwer kann hier unterstützend wirken. Für die optimale Nutzung der gesundheitlichen Vorteile ist die richtige Zubereitung entscheidend. Frischer Ingwer sollte vor der Verwendung gründlich gewaschen und je nach Rezept geschält werden. Die Aufbewahrung getrockneten Ingwerpulvers erfolgt am besten in einem luftdichten Behälter an einem kühlen, dunklen Ort.

Glossar

bioaktiv

Natürliche Substanzen, die biologische Prozesse im Körper beeinflussen und eine physiologische Wirkung haben

Gingerol

Die wichtigsten scharfen Wirkstoffe im Ingwer, chemisch verwandt mit Capsaicin aus Chili, verantwortlich für den charakteristischen Geschmack

Palate Cleanser

Ein neutralisierendes Geschmackserlebnis zwischen verschiedenen Gängen eines Menüs, das den Gaumen erfrischt und für neue Geschmackseindrücke vorbereitet

Rhizom

Ein horizontal wachsendes, unterirdisches Sprosssystem einer Pflanze, das als Speicherorgan dient und neue Triebe bilden kann

2. 1. 2. Kurkuma als Heilgewürz

Kurkuma, ein faszinierendes Heilgewürz mit einer fast 4000-jährigen Tradition [s36], gehört zur Familie der Ingwergewächse und stammt ursprünglich aus Südostasien [s37]. Die goldgelbe Wurzel enthält etwa 3% bioaktive Verbindungen [s38], die für ihre bemerkenswerten therapeutischen Eigenschaften verantwortlich sind. Besonders hervorzuheben ist die entzündungshemmende Wirkung von Kurkuma, die durch verschiedene Mechanismen vermittelt wird [s39]. Bei Sportlern hat sich gezeigt, dass bereits eine niedrige Dosis bewegungsbedingte Entzündungen und Muskelschmerzen lindern kann [s40]. Ein praktischer Tipp für Athleten: Nach intensivem Training empfiehlt sich eine Tasse Goldene Milch - erwärmen Sie dafür pflanzliche Milch mit einem Teelöffel Kurkumapulver und einer Prise schwarzem Pfeffer. Die Bioverfügbarkeit von Kurkuma stellt allerdings eine besondere Herausforderung dar. Aufgrund der schlechten Absorption und schnellen Verstoffwechselung im Körper [s40] ist es wichtig, das Gewürz richtig zu kombinieren. Die Zugabe von schwarzem Pfeffer kann die Bioverfügbarkeit um bis zu 2000% steigern [s40]. Ein bewährtes Rezept für die optimale Aufnahme: Vermischen Sie Kurkumapulver mit etwas Olivenöl und einer Prise schwarzem Pfeffer.

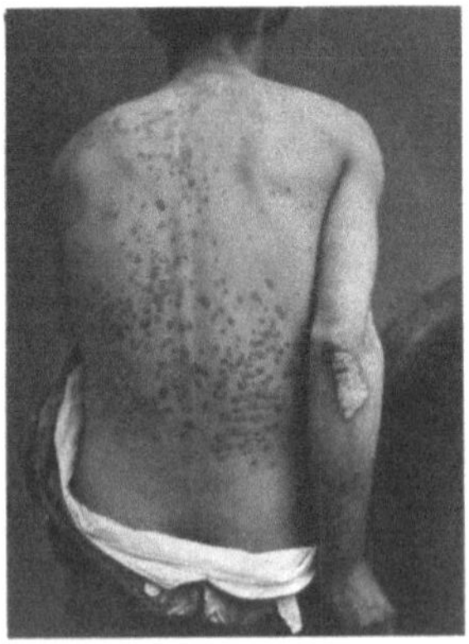

Psoriasis [i4]

In der Dermatologie zeigt Kurkuma vielversprechende Wirkungen. Studien belegen Verbesserungen bei verschiedenen Hauterkrankungen wie Akne, Psoriasis und atopischer Dermatitis [s41]. Für die äußerliche Anwendung können Sie eine beruhigende Gesichtsmaske herstellen: Vermischen Sie einen Teelöffel Kurkumapulver mit Joghurt und etwas Honig. Bei Verdauungsbeschwerden und entzündlichen Darmerkrankungen wie Colitis ulcerosa und Morbus Crohn kann Kurkuma ebenfalls unterstützend wirken [s42]. Die Heilwurzel verbessert die Durchlässigkeit der Darmschleimhaut und schützt vor Toxinen und Bakterien [s37]. Ein verdauungsfördernder Tee lässt sich einfach zubereiten: Kochen Sie frische Kurkumawurzel mit

Ingwer und einer Zimtstange auf. Bemerkenswert sind auch die positiven Effekte auf die Gehirngesundheit. Kurkuma könnte die Stimmung verbessern und die Ausschüttung von "Glückshormonen" fördern [s38]. Bei der Behandlung von Alzheimer zeigt ein weiterer aktiver Bestandteil vielversprechende Wirkungen durch Unterstützung der Zellreparatur [s38]. Die antioxidativen Eigenschaften von Kurkuma [s43] machen es zu einem wertvollen Anti-Aging-Mittel. Es schützt Zellen vor Schäden und kann Alterungszeichen reduzieren [s38]. Ein verjüngendes Getränk für den Start in den Tag: Mixen Sie Kurkumapulver mit frisch gepresstem Orangensaft und einem Teelöffel Leinöl. In der Krebsforschung zeigt Kurkuma vielversprechende Ergebnisse durch die Hemmung des Tumorwachstums und die Förderung der Apoptose von Krebszellen [s36] [s44]. Auch bei der Behandlung der Schilddrüse kann Kurkuma durch seine entzündungshemmenden Eigenschaften unterstützend wirken [s45]. Trotz der vielfältigen positiven Wirkungen sollte man einige Vorsichtsmaßnahmen beachten. Zu hohe Dosen können Magenbeschwerden und Übelkeit verursachen [s45]. Menschen mit bestimmten Vorerkrankungen oder Medikamenteneinnahme sollten vor einer regelmäßigen Verwendung ihren Arzt konsultieren. Für die optimale Wirkung empfiehlt sich die regelmäßige, moderate Einnahme in Kombination mit unterstützenden Substanzen [s40]. Ein ausgewogenes Curry-Gewürz lässt sich selbst herstellen: Mischen Sie Kurkumapulver mit schwarzem Pfeffer, Kreuzkümmel, Koriander und Zimt - ideal für die tägliche Küche.

Glossar

Apoptose
Der programmierte Zelltod, ein natürlicher Prozess zur Entfernung geschädigter oder nicht mehr benötigter Zellen aus dem Organismus

Bioverfügbarkeit
Der Anteil eines Wirkstoffs, der unverändert im Körper aufgenommen wird und am Wirkort zur Verfügung steht

Colitis ulcerosa
Eine chronische Darmerkrankung, bei der sich die Schleimhaut des Dickdarms wiederkehrend entzündet und Geschwüre bildet

Morbus Crohn
Eine chronische Entzündung, die alle Schichten der Darmwand betreffen kann und in allen Abschnitten des Verdauungstrakts auftreten kann

Psoriasis
Eine nicht ansteckende Hauterkrankung, die sich durch stark schuppende, gerötete Hautareale auszeichnet

2. 1. 3. Galgant und seine Eigenschaften

Galgant, ein faszinierendes Wurzelgewürz aus der Familie der Zingiberaceae, ist eng mit Ingwer und Kurkuma verwandt und wird besonders in der südostasiatischen Küche geschätzt [s46]. Die wissenschaftliche Bezeichnung Alpinia galanga weist auf seine botanische Zugehörigkeit hin, wobei die Pflanze beeindruckende Höhen von bis zu 1,80 Metern erreichen kann [s47]. Das rhizom zeichnet sich durch seinen komplexen Geschmack aus - eine einzigartige Kombination aus scharfen, pfeffrigen und leicht süßen Noten, ergänzt durch subtile Anklänge von Kiefer und Zitrusfrüchten [s46]. Diese geschmackliche Vielfalt macht Galgant zu einem wertvollen Gewürz in der modernen Küche. Für die optimale Verwendung sollten Sie darauf achten, dass die Rhizome fest und unbeschädigt sind. Bei korrekter Lagerung im Kühlschrank bleiben sie etwa eine Woche frisch [s47].

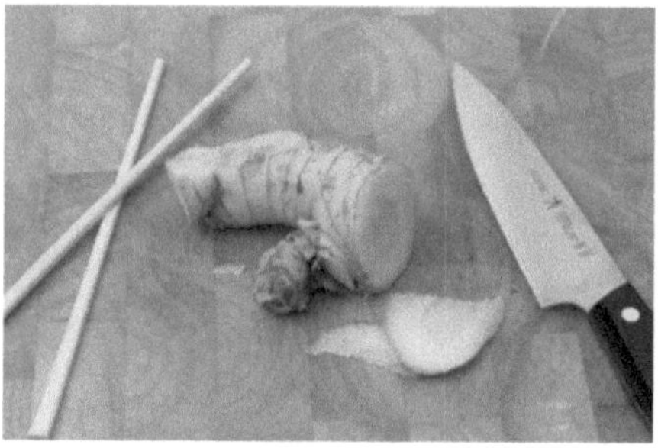

Galgant [i5]

Besonders bemerkenswert sind die vielfältigen medizinischen Eigenschaften des Galgants. Die Wurzel produziert ätherische Öle mit biologisch aktiven Verbindungen, wobei 1,8-Cineol oder Eucalyptol zu den wichtigsten Phytochemikalien gehören [s48]. Ein praktischer Tipp für die Anwendung: Bereiten Sie einen verdauungsfördernden Tee zu, indem Sie fein geschnittene Galgantwurzel mit heißem Wasser übergießen und 10 Minuten ziehen lassen.

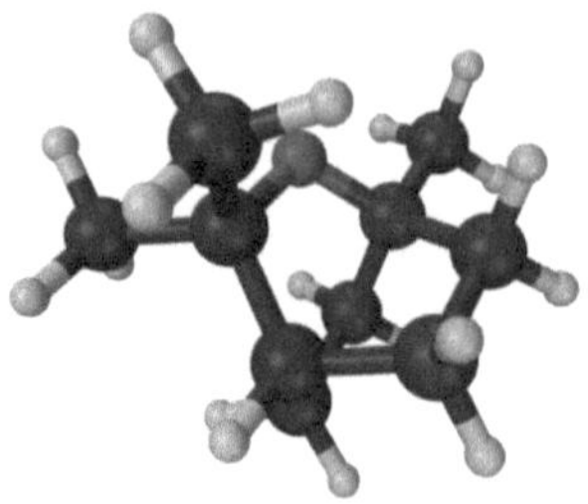

Eucalyptol [i6]

Die antioxidativen Eigenschaften des Galgants sind beeindruckend. Die Wurzel enthält wertvolle Substanzen wie Quercetin und Gallussäure, die vor Infektionen schützen und chronischen Erkrankungen vorbeugen können [s49]. Für eine optimale Aufnahme der Antioxidantien empfiehlt sich die Kombination mit fetthaltigen Speisen, da die bioaktiven Verbindungen fettlöslich sind. In der traditionellen Medizin wird Galgant für ein breites Spektrum von Anwendungen geschätzt. Seine <u>karminativen</u>, <u>antipyretischen</u> und entzündungshemmenden Eigenschaften machen ihn zu einem vielseitigen Heilmittel [s50]. Ein bewährtes Hausmittel bei Verdauungsbeschwerden ist eine Mischung aus Galgant und Limettensaft, die in Teilen Südostasiens als Tonic verwendet wird [s47]. Interessant ist auch die positive Wirkung auf die Gehirngesundheit. Galgant kann die Wachsamkeit und Konzentration verbessern [s49]. Für Menschen mit hoher geistiger Belastung empfiehlt sich ein belebender Morgentee: Kombinieren Sie Galgant mit grünem Tee und einer Scheibe Zitrone. Die antibakteriellen und antifungalen Eigenschaften machen Galgant

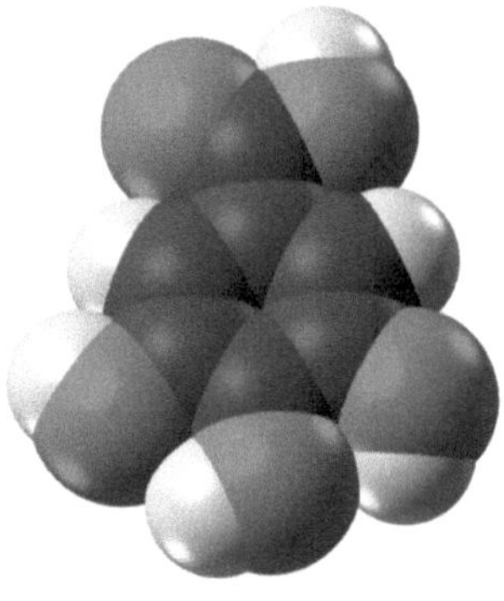

Gallussäure [i7]

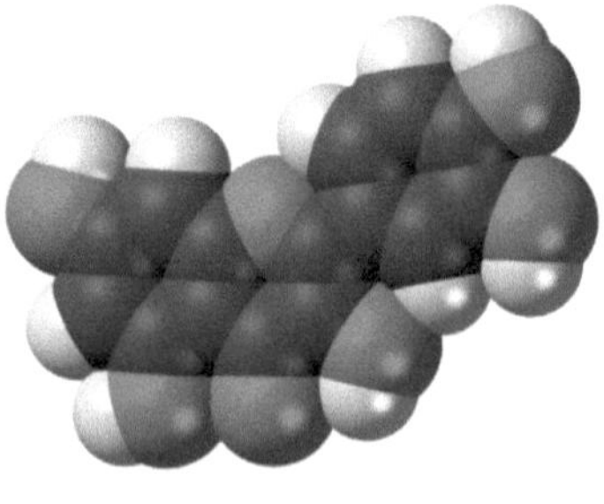

Quercetin [i8]

zu einem wertvollen Unterstützer des Immunsystems [s50]. Bei ersten Anzeichen einer Erkältung kann ein Galgant-Ingwer-Sud hilfreich sein: Kochen Sie beide Wurzeln kurz auf und fügen Sie etwas Honig hinzu. Bemerkenswert sind auch die potenziellen krebshemmenden Wirkungen. Die Antioxidantien in der Wurzel können möglicherweise Tumorzellen hemmen und deren Ausbreitung verhindern [s49]. Für eine präventive Wirkung empfiehlt sich die regelmäßige Integration von Galgant in die tägliche Ernährung. Die Extraktion der wertvollen ätherischen Öle kann durch moderne Technologien optimiert werden, wobei ihre hohe Hydrophobie besondere Aufmerksamkeit erfordert [s48]. Diese Öle finden vielfältige Anwendung in den Bereichen Landwirtschaft, Lebensmittel, Pharmazie und Körperpflege. Für die Herzgesundheit bietet Galgant ebenfalls interessante Perspektiven. Die Wurzel kann den Cholesterinspiegel senken und die Blutzirkulation verbessern [s46]. Ein herzstärkendes Getränk lässt sich einfach zubereiten: Kombinieren Sie Galgantpulver mit warmem Wasser und einer Prise Zimt.

Glossar

Zingiberaceae
Eine Pflanzenfamilie der Ingwergewächse, zu der viele aromatische Gewürzpflanzen gehören. Die Familie umfasst etwa 50 Gattungen und mehr als 1.300 Arten, die hauptsächlich in tropischen und subtropischen Regionen vorkommen.

antipyretisch
Eine fiebersenkende Wirkung von Heilmitteln, die die Körpertemperatur bei erhöhten Werten normalisiert.

Hydrophobie
Die Eigenschaft von Stoffen, Wasser abzuweisen oder sich nicht mit Wasser zu vermischen. Diese Stoffe werden auch als wasserabweisend oder lipophil bezeichnet.

karminativ
Eine Eigenschaft von Heilmitteln, die Blähungen und Verdauungsgase reduziert und deren Ausscheidung fördert.

2. 1. 4. Süßholzwurzel als Gewürz

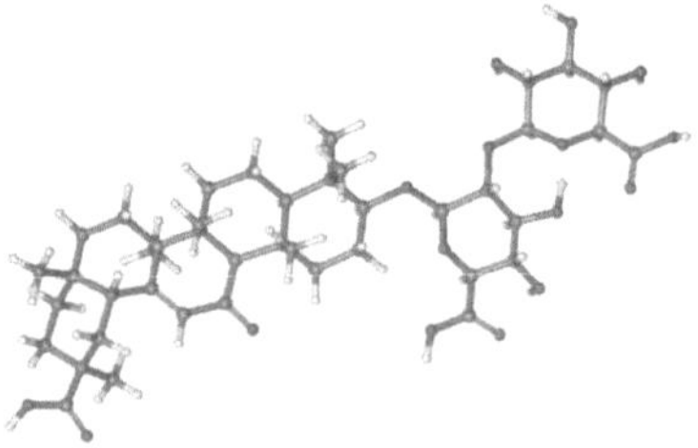

Glycyrrhizin [i9]

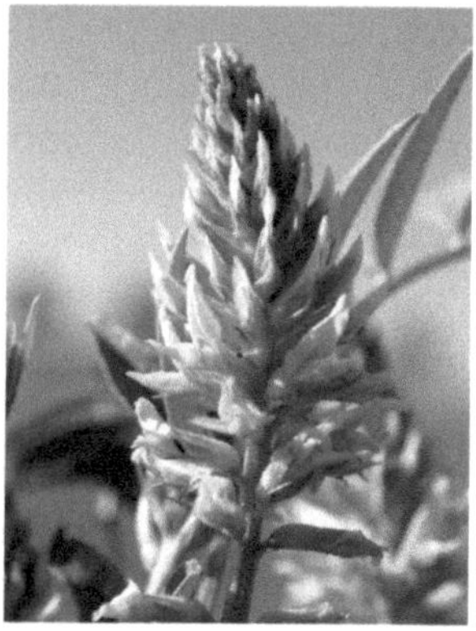

Süßholzwurzel [i10]

Die Süßholzwurzel (Glycyrrhiza glabra) ist ein faszinierendes Wurzelgewürz mit einer bemerkenswerten Geschichte, die bis in die Antike zurückreicht [s51]. Ihr Hauptverbreitungsgebiet erstreckt sich über Griechenland, die Türkei und Westasien, wo sie als mehrjährige Pflanze kultiviert wird [s51]. Der charakteristische Geschmack erinnert an eine Mischung aus Anis und Fenchel [s52], wobei der enthaltene Wirkstoff Glycyrrhizin für die intensive Süße verantwortlich ist - er ist etwa 50-mal süßer als herkömmlicher Zucker [s51]. In der Küche lässt sich Süßholzwurzel vielseitig einsetzen. Für die Zubereitung eines aromatischen Tees können Sie beispielsweise kleine Stücke der getrockneten Wurzel mit heißem Wasser übergießen und etwa 10 Minuten ziehen lassen. Die Wurzel eignet sich auch hervorragend zur Verfeinerung von Desserts oder als natürliches Süßungsmittel in Getränken. Ein praktischer Tipp: Verwenden Sie die Wurzel in Kombination mit anderen Gewürzen wie Zimt oder Sternanis, um komplexere Geschmacksnoten zu erzielen. Die medizinischen Eigenschaften der Süßholzwurzel sind beeindruckend vielfältig. Sie wirkt entzündungshemmend, antibakteriell, antiviral und antioxidativ [s53]. Besonders hervorzuheben ist ihre Wirkung als Expektorans - sie hilft dabei, überschüssigen Schleim aus den Atemwegen zu entfernen [s51]. Bei Erkältungssymptomen können Sie einen wohltuenden Hustentee zubereiten: Kombinieren Sie dafür Süßholzwurzel mit frischem Ingwer und einer Scheibe Zitrone. In der traditionellen chinesischen Medizin wird Süßholzwurzel als Adaptogen geschätzt, das die Stressresistenz des Körpers erhöht [s51]. Für eine ausgleichende Wirkung empfiehlt sich die regelmäßige Einnahme eines Süßholztees, idealerweise am Morgen oder frühen Nachmittag. Beachten Sie dabei, dass eine übermäßige Einnahme vermieden werden sollte. Die Wurzel findet auch in der Behandlung von Magen-Darm-Beschwerden Anwendung. Sie kann bei Magen- und Zwölffingerdarmgeschwüren lindernd wirken [s53]. Ein beruhigender Verdauungstee lässt sich leicht selbst herstellen: Kombinieren Sie Süßholzwurzel mit Pfefferminze und Kamillenblüten. In der Kosmetik wird Süßholzwurzel aufgrund ihrer hautaufhellenden und elastizitätsverbessernden Eigenschaften geschätzt [s53]. Sie können sich eine pflegende Gesichtsmaske selbst herstellen, indem Sie Süßholzwurzelpulver mit Honig und etwas Joghurt vermischen. Die Bedeutung der Süßholzwurzel in der ayurvedischen und Siddha-Medizin unterstreicht ihre Vielseitigkeit als Heilmittel [s54]. Traditionell wird sie dort in verschiedenen Zubereitungen verwendet, oft in Kombination mit anderen Heilpflanzen. Ein klassisches ayurvedisches Rezept ist die Kombination von Süßholzwurzel mit Tulsi (heiliges Basilikum) und Ingwer als stärkendes Tonikum. Bei der Verwendung von Süßholzwurzel sollte man einige wichtige Aspekte beachten. Für die optimale Lagerung bewahren Sie die getrockneten Wurzeln an einem kühlen, trockenen Ort in einem luftdichten Behälter auf. Die Wurzeln können so mehrere Monate ihre Aromakraft behalten. Die Integration von Süßholzwurzel in die moderne Ernährung bietet spannende Möglichkeiten. Sie können beispielsweise ein erfrischendes Sommergetränk kreieren, indem Sie Süßholztee mit Minze und Zitrone kombinieren und gekühlt servieren. Auch als natürliches Süßungsmittel in Smoothies oder Desserts lässt sich die Wurzel kreativ einsetzen.

Glossar

Adaptogen
Natürliche Substanzen, die dem Körper helfen, sich besser an physische und emotionale Belastungen anzupassen und die Widerstandsfähigkeit steigern.

Expektorans
Ein Wirkstoff oder Medikament, das die Entfernung von Schleim aus den Bronchien und der Lunge unterstützt und das Abhusten erleichtert.

Glycyrrhizin
Ein natürlicher Süßstoff aus der Süßholzwurzel, der auch als E958 bekannt ist und in der Lebensmittelindustrie als Süßungsmittel verwendet wird.

2. 1. 5. Meerrettich im Ayurveda

Im ayurvedischen Verständnis wird Meerrettich (Sanskrit: Vajramula) als ein kraftvolles Gewürz mit stark erhitzenden Eigenschaften eingestuft [s55]. Seine intensive Schärfe und durchdringende Wirkung machen ihn zu einem wichtigen Werkzeug in der ayurvedischen Heilkunst, besonders wenn es darum geht, das Verdauungsfeuer (agni) zu stimulieren und stagnierende Prozesse im Körper wieder in Bewegung zu bringen. Die ayurvedische Tradition schätzt Meerrettich besonders für seine Fähigkeit, das Verdauungsfeuer nachhaltig anzuregen. Dies macht sich in der Praxis besonders bei Menschen mit träger Verdauung bemerkbar [s55]. Ein bewährter Anwendungstipp ist die Zubereitung einer verdauungsfördernden Würzpaste: Hierfür wird frisch geriebener Meerrettich mit einer Prise Salz und etwas Zitronensaft vermischt. Bereits eine kleine Menge dieser Paste vor der Mahlzeit kann die Verdauungskraft spürbar steigern. In der ayurvedischen Reinigungstherapie spielt Meerrettich eine wichtige Rolle bei der Ausleitung von ama (unverdaute Stoffwechselrückstände und Toxine) [s55]. Seine durchdringende Schärfe hilft dabei, festsitzende Ablagerungen zu lösen und auszuleiten. Ein praktischer Tipp für eine reinigende Anwendung: Mischen Sie einen Teelöffel frisch geriebenen Meerrettich mit warmem Wasser und trinken Sie diese Mischung morgens auf nüchternen Magen. Besonders bemerkenswert ist die Wirkung des Meerrettichs bei Harnwegsinfektionen [s56]. Die enthaltenen bioaktiven Verbindungen können pathogene Bakterien effektiv bekämpfen und deren Eindringen in die Zellen verhindern. Für eine unterstützende Anwendung bei Harnwegsinfektionen empfiehlt sich die Zubereitung eines therapeutischen Getränks: Vermischen Sie einen halben Teelöffel frisch geriebenen Meerrettich mit einem Glas warmem Wasser und etwas Honig. Die ayurvedische Medizin betont auch die Bedeutung der richtigen Dosierung und individuellen Konstitution. Menschen mit einem dominanten pittadosha sollten Meerrettich nur in Maßen genießen, da seine erhitzende Wirkung bei ihnen zu Ungleichgewichten führen kann. Ein ausgleichender Tipp: Kombinieren Sie Meerrettich mit kühlenden Kräutern wie Koriander oder Minze. Für die optimale Wirkung und Aufbewahrung von frischem Meerrettich gibt es einige wichtige Hinweise: Die Wurzel sollte fest und unverletzt sein, keine dunklen Stellen aufweisen und kühl gelagert werden. Geriebener Meerrettich verliert schnell an Intensität, daher sollte er immer frisch zubereitet werden. Ein praktischer

Aufbewahrungstipp: Wickeln Sie unverarbeiteten Meerrettich in ein feuchtes Tuch und lagern Sie ihn im Gemüsefach des Kühlschranks. Die traditionelle Anwendung von Meerrettich erstreckt sich auch auf die äußere Anwendung. Bei Muskelschmerzen und rheumatischen Beschwerden kann eine Meerrettich-Kompresse Linderung verschaffen. Hierfür wird frisch geriebener Meerrettich in ein dünnes Baumwolltuch eingeschlagen und auf die betroffenen Stellen aufgelegt - jedoch nie länger als 15 Minuten, um Hautreizungen zu vermeiden.

Zusammenfassung - 2. 1. Wurzelgewürze

- Ingwer wurde bereits im 1. Jahrhundert n. Chr. in den Mittelmeerraum eingeführt
- Die bioaktiven Gingerole im Ingwer zeigen vielversprechende Wirkungen bei der Behandlung von Typ-2-Diabetes
- Kurkuma enthält etwa 3% bioaktive Verbindungen
- Die Kombination von Kurkuma mit schwarzem Pfeffer steigert die Bioverfügbarkeit um bis zu 2000%
- Kurkuma fördert die Apoptose von Krebszellen und hemmt das Tumorwachstum
- Galgant kann Höhen von bis zu 1,80 Metern erreichen
- 1,8-Cineol/Eucalyptol gehören zu den wichtigsten Phytochemikalien in Galgant
- Die ätherischen Öle des Galgant zeichnen sich durch hohe Hydrophobie aus
- Glycyrrhizin in der Süßholzwurzel ist etwa 50-mal süßer als herkömmlicher Zucker
- Süßholzwurzel wirkt als Adaptogen zur Steigerung der Stressresistenz
- Meerrettich wird im Sanskrit als Vajramula bezeichnet
- Die ayurvedische Medizin nutzt Meerrettich zur Ausleitung von Ama (Stoffwechselrückstände)
- Menschen mit dominantem Pitta-Dosha sollten Meerrettich nur in Maßen genießen

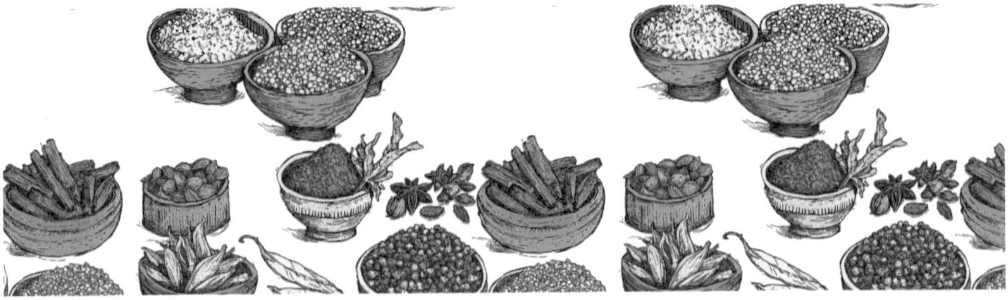

2. 2. Samen und Früchte

Die Welt der Samen und Früchte in der ayurvedischen Gewürzkunde eröffnet ein faszinierendes Spektrum an Aromen, Heilwirkungen und kulinarischen Möglichkeiten. Doch was macht diese unscheinbaren Pflanzenteile so besonders? Wie entwickeln sich aus ihnen die charakteristischen Geschmacksnoten, die unsere Gerichte prägen? Von der "Königin der Gewürze" Kardamom über die vielseitigen Koriandersamen bis hin zum alltäglichen schwarzen Pfeffer - jedes dieser Gewürze birgt seine eigene Geschichte und spezifischen Eigenschaften. Die Kombination aus traditionellem Wissen und modernen wissenschaftlichen Erkenntnissen zeigt dabei immer wieder neue Aspekte ihrer Wirkungsweise auf. Besonders interessant ist die Frage, wie diese Gewürze nicht nur den Geschmack beeinflussen, sondern auch therapeutische Wirkungen entfalten können. Die folgenden Kapitel beleuchten die einzelnen Gewürze im Detail und zeigen auf, wie sich ihre vielfältigen Eigenschaften optimal nutzen lassen.

„Koriandersamen entwickeln im Gegensatz zu den frischen Blättern ein völlig eigenständiges, warm-würziges Aroma mit leicht zitronigen Noten.“

2. 2. 1. Kardamom und seine Vielfalt

Kardamom, auch als "Königin der Gewürze" bekannt [s57], gehört zur Familie der Ingwergewächse (zingiberaceae) und blickt auf eine jahrtausendealte Nutzungsgeschichte zurück, die bis 4000 v. Chr. reicht [s57]. Diese faszinierende Gewürzpflanze, die ursprünglich aus Indien stammt [s58], präsentiert sich in einer bemerkenswerten Vielfalt, die sich hauptsächlich in zwei Hauptvarianten unterteilen lässt: den grünen Kardamom (Elettaria) und den schwarzen Kardamom (Amomum) [s59]. Die Pflanze selbst wächst als mehrjähriges Kraut mit fleischigen rhizomen und schwertförmigen Blättern. Ihre weißen, rosa getönten Blüten entwickeln sich zu den charakteristischen Früchten [s60]. Bei der Kultivierung zeigt sich Kardamom anspruchsvoll - er bevorzugt mittelmäßig feuchten bis nassen Boden und gedeiht am besten im Halbschatten [s60]. Viele Landwirte setzen dabei auf nachhaltige und biologische Anbaumethoden [s59], was zur hohen Qualität des Endprodukts beiträgt. Die Unterschiede zwischen den beiden Hauptvarianten sind bemerkenswert: Grüner Kardamom zeichnet sich durch kleine, dreieckige, blassgrüne Kapseln aus und besticht durch sein süßes, blumiges Aroma. Die schwarze Variante hingegen präsentiert sich in größeren, länglichen, braunen Kapseln mit einem charakteristisch rauchigen, erdigen Geschmack [s59]. Bei grünem Kardamom unterscheidet man zudem drei natürliche Sorten: Malabar, Mysore und Vazhuka [s61]. In der praktischen Anwendung zeigt sich die Vielseitigkeit des Kardamoms besonders deutlich. Für optimale Geschmacksergebnisse empfiehlt es sich, grünen Kardamom in Desserts, Backwaren und Reisgerichten zu verwenden. Ein praktischer Tipp: Zerreiben Sie die Samen erst kurz vor der Verwendung, um das volle Aroma zu erhalten. Schwarzer Kardamom hingegen entfaltet sein volles Potenzial in herzhaften Gerichten wie Fleischcurrys und Suppen [s59]. Ein besonders beliebtes Beispiel ist die Verwendung in der traditionellen Masala Chai-Zubereitung, wo der grüne Kardamom seine charakteristische Note entfaltet [s61]. Die gesundheitlichen Aspekte des Kardamoms sind beeindruckend vielfältig. Die Pflanze enthält wichtige bioaktive Komponenten wie Diindolylmethan (DIM) und Indol-3-Carbinol (IC3) [s57], die potenzielle Anti-Krebs-Eigenschaften aufweisen. Das enthaltene Cineol unterstützt den Körper im Kampf gegen Viren, Bakterien und Pilzinfektionen [s62]. In der ayurvedischen Medizin wird Kardamom traditionell bei verschiedensten Beschwerden eingesetzt - von Verdauungsproblemen über Atemwegserkrankungen bis hin zur Behandlung von Zahnfleischinfektionen [s63]. Interessanterweise hat sich Guatemala neben den traditionellen asiatischen Anbaugebieten als einer der führenden Produzenten und Exporteure etabliert, wobei die guatemaltekische Qualität oft als überlegen angesehen wird [s58]. Dies unterstreicht die globale Bedeutung dieses wertvollen Gewürzes. Für die praktische Aufbewahrung empfiehlt es sich, Kardamom in luftdicht verschlossenen Behältern an einem kühlen, dunklen Ort zu lagern. Die Kapseln bleiben so länger aromatisch als gemahlene Samen. Ein weiterer Praxistipp: Für intensiveres Aroma können die Kardamomkapseln vor der Verwendung leicht in einer trockenen Pfanne angeröstet werden. Die Kombination mit anderen Gewürzen wie Zimt, Muskatnuss und Nelken [s64] eröffnet weitere geschmackliche Dimensionen. Ein praktisches Beispiel ist die Zubereitung von traditionellem Garam Masala, wo besonders der schwarze Kardamom seine würzige Note entfaltet [s61].

2. 2. 2. Koriandersamen und ihre Wirkung

Koriandersamen, die reifen Früchte des Korianders (Coriandrum sativum L.), gehören zu den ältesten bekannten Gewürzen und zeichnen sich durch ihre bemerkenswerte Vielseitigkeit in der traditionellen Medizin und Küche aus [s65]. Im Gegensatz zu den frischen Blättern entwickeln die Samen ein völlig eigenständiges, warm-würziges Aroma mit leicht zitronigen Noten.

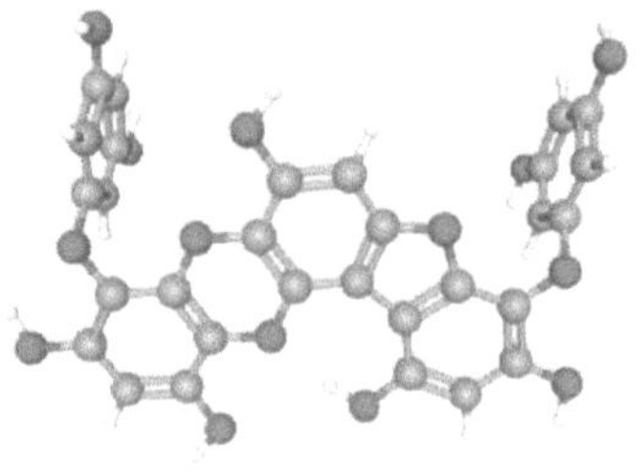

Polyphenole [i12]

Die therapeutische Wirkung der Koriandersamen basiert auf ihrer reichhaltigen Zusammensetzung an bioaktiven Substanzen. Besonders hervorzuheben ist hier das ätherische Öl mit seinem Hauptbestandteil Linalool, sowie verschiedene Polyphenole, Sterole und Tocole [s66]. Diese Inhaltsstoffe verleihen den Samen ihre beeindruckenden gesundheitsfördernden Eigenschaften. In der ayurvedischen Tradition werden Koriandersamen besonders bei Verdauungsbeschwerden geschätzt. Sie wirken verdauungsfördernd und können Blähungen sowie Völlegefühl lindern [s67]. Ein bewährter Praxistipp ist die Zubereitung eines Koriandertees: Dafür werden etwa zwei Teelöffel leicht angeröstete, zerdrückte Samen mit kochendem Wasser übergossen und für 10 Minuten ziehen gelassen. Dieser Tee kann nach den Mahlzeiten getrunken werden, um die Verdauung zu unterstützen. Bemerkenswert ist auch die entzündungshemmende Wirkung der Koriandersamen [s67]. Diese Eigenschaft macht sie besonders wertvoll bei der Behandlung verschiedener entzündlicher Erkrankungen. In der traditionellen Anwendung werden sie beispielsweise bei Harnwegsinfektionen, Atemwegserkrankungen und Hautproblemen eingesetzt [s65]. Aktuelle Forschungen zeigen vielversprechende Ergebnisse im Bereich der Stoffwechselregulation. Koriandersamen können den Blutzuckerspiegel senken und die Insulinempfindlichkeit verbessern [s66]. Für Menschen mit Diabetes Typ 2 könnte die regelmäßige Einnahme von Koriandersamen daher unterstützend wirken. Ein praktischer Ansatz ist die Integration gemahlener Koriandersamen in die tägliche Ernährung, beispielsweise als Gewürz in Currys oder als Zutat in Brotbackmischungen. Besondere Aufmerksamkeit verdient auch die positive Wirkung auf das Herz-Kreislauf-System. Die Samen können zur Senkung erhöhter Cholesterinwerte beitragen und haben blutdruckregulierende Eigenschaften [s68]. In der Küche lassen sich Koriandersamen vielseitig einsetzen - von der Verfeinerung von Fleisch- und Fischgerichten bis hin zur Aromatisierung von Getränken und Süßspeisen [s67]. Für Frauen sind Koriandersamen besonders interessant, da sie traditionell bei Menstruationsbeschwerden eingesetzt werden und die Milchbildung bei stillenden Müttern fördern können [s68]. Ein altbewährtes Hausmittel ist hier die Kombination von Koriandersamen mit Fenchel und Kümmel als wohltuender Tee. Zur optimalen Nutzung der heilsamen Eigenschaften ist die richtige Aufbewahrung und Verarbeitung entscheidend. Die Samen sollten trocken und lichtgeschützt gelagert werden. Um ihr volles Aroma zu entfalten, werden sie am besten kurz vor der Verwendung in einer Pfanne ohne Fett leicht angeröstet und dann im Mörser zerkleinert. Neuere Studien deuten auch auf ein mögliches antitumorales Potenzial der Koriandersamen hin [s68]. Während diese Forschungsergebnisse noch weiterer Untersuchungen bedürfen, unterstreichen sie die vielfältigen gesundheitlichen Aspekte dieses traditionellen Gewürzes. Die beruhigende Wirkung von Koriandersamen macht sie zu einem wertvollen natürlichen Mittel bei Angstzuständen und Schlafstörungen [s65]. Ein entspannender Abendritual-Tipp ist die Zubereitung eines Koriander-Lavendel-Tees vor dem Schlafengehen.

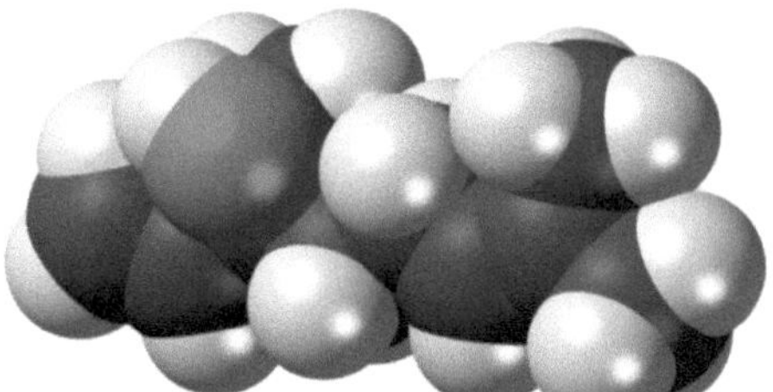

Linalool [i11]

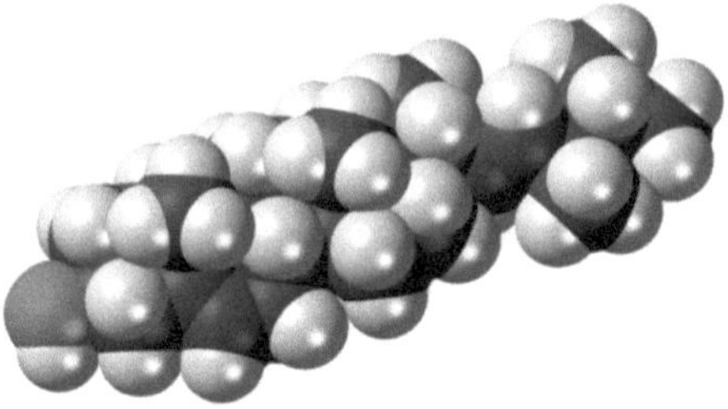

Sterole [i13]

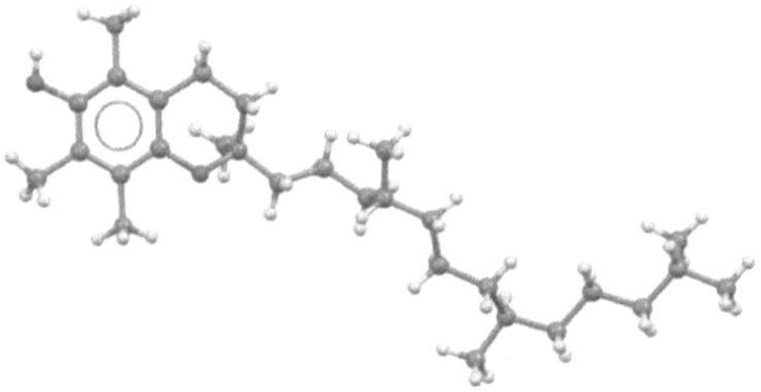

Tocole [i14]

Glossar

Linalool

Ein natürlich vorkommendes Terpenalkohol, das nicht nur in Koriander, sondern auch in Lavendel und Basilikum zu finden ist. Es hat eine blumig-frische Note und wird in der Aromatherapie zur Entspannung eingesetzt.

Polyphenol

Sekundäre Pflanzenstoffe mit antioxidativer Wirkung, die zum Schutz der Pflanzenzellen dienen und in der menschlichen Ernährung eine wichtige Rolle als Radikalfänger spielen.

Sterol

Pflanzliche Fettbegleitstoffe, die strukturell dem Cholesterin ähneln und in der Pflanzenmembran eine wichtige Rolle für die Stabilität spielen.

Tocol

Eine Gruppe fettlöslicher Vitamine, zu denen verschiedene Formen von Vitamin E gehören. Sie schützen Zellmembranen vor oxidativen Schäden.

2. 2. 3. Kreuzkümmel als Grundgewürz

Kreuzkümmel (Cuminum cyminum) zählt zu den ältesten und bedeutendsten Grundgewürzen der ayurvedischen Küche und Heilkunde [s69]. Als einjährige Pflanze aus der Familie der Hahnenfußgewächse bringt sie die charakteristischen würzigen Samen hervor, die sich durch ihr einzigartiges Aroma auszeichnen - eine Kombination aus nussigen und pfeffrigen Noten [s69] [s70]. In der praktischen Anwendung zeigt sich die besondere Bedeutung des Kreuzkümmels vor allem bei der Zubereitung von Grundgerichten. Ein klassisches Beispiel ist die traditionelle Reiszubereitung: Hier werden die Kreuzkümmelsamen zunächst in ghee oder Öl angeröstet, bis sie ihr volles Aroma entfalten, bevor der Reis hinzugefügt wird [s71]. Dieser Prozess, auch als "Tadka" oder "Chaunk" bekannt, bildet die aromatische Basis vieler Gerichte. Dabei ist es wichtig, die Samen nicht zu lange zu rösten - sobald sie anfangen zu duften und sich leicht verfärben, haben sie den optimalen Punkt erreicht. Die ernährungsphysiologische Bedeutung von Kreuzkümmel ist bemerkenswert. Die Samen sind reich an essentiellen Nährstoffen wie Eisen, Zink und Kupfer [s71]. Besonders hervorzuheben ist der hohe Eisengehalt, der zur Prävention von Eisenmangel beitragen kann [s72]. Die enthaltenen Ballaststoffe, Proteine und gesunden Fette machen Kreuzkümmel zu einem wertvollen Bestandteil einer ausgewogenen Ernährung [s72]. In der ayurvedischen Heilkunde wird Kreuzkümmel besonders für seine verdauungsfördernden Eigenschaften geschätzt [s71]. Bei schweren Mahlzeiten hilft das Gewürz, die Verdauung zu unterstützen und Beschwerden wie Blähungen vorzubeugen. Ein praktischer Tipp aus der traditionellen Anwendung ist die Zubereitung eines Verdauungstees: Dafür werden ein Teelöffel leicht geröstete Kreuzkümmelsamen mit heißem Wasser übergossen und für etwa 10 Minuten ziehen gelassen. Die antioxidativen Eigenschaften des Kreuzkümmels basieren auf seinen phenolischen Verbindungen [s72]. Diese bioaktiven Substanzen tragen zum gesundheitlichen Nutzen bei und unterstützen die körpereigenen Schutzmechanismen. In der modernen Küche hat sich Kreuzkümmel als unverzichtbare Zutat in Gewürzmischungen etabliert [s70]. Er verleiht Currys, Suppen und Eintöpfen eine charakteristische geschmackliche Tiefe und Komplexität. Für die optimale Aufbewahrung empfiehlt es sich, die Samen in einem luftdicht verschlossenen Gefäß an einem kühlen, dunklen Ort zu lagern. Um das volle Aroma zu erhalten, sollten die Samen erst kurz vor der Verwendung gemahlen werden. Ein praktischer Küchentipp: Rösten Sie einen größeren Vorrat Kreuzkümmelsamen auf einmal an und bewahren Sie diese in einem separaten Gefäß auf - so haben Sie das intensive Aroma immer griffbereit. In der modernen Küche findet Kreuzkümmel vielfältige Verwendung, von traditionellen Gerichten bis hin zu innovativen Fusionkreationen. Ein beliebtes Beispiel ist die Verfeinerung von Hummus oder anderen Dips, wo der geröstete und gemahlene Kreuzkümmel sowohl Geschmack als auch gesundheitliche Vorteile beisteuert [s73].

2. 2. 4. Fenchelsamen und Anwendung

Fenchelsamen, die reifen Früchte des Fenchels (Foeniculum vulgare), gehören zu den ältesten bekannten Gewürzen und zeichnen sich durch ihre vielfältigen Anwendungsmöglichkeiten in der ayurvedischen Heilkunst und Küche aus [s74]. Mit ihrem charakteristisch süßen, würzigen und leicht bitteren Geschmacksprofil [s74] sowie ihrer anisartigen Note [s75] bieten sie ein einzigartiges Aromaspektrum. In der ayurvedischen Tradition nehmen Fenchelsamen eine besondere Stellung ein, da sie als tridoshisches Kraut alle drei doshas harmonisieren können [s76] [s74]. Diese ausgleichende Wirkung macht sie zu einem wertvollen therapeutischen Werkzeug in der ganzheitlichen Gesundheitsvorsorge. Besonders bemerkenswert ist ihre positive Wirkung auf das Verdauungssystem - sie stärken das Verdauungsfeuer (agni) und lindern verschiedene gastrointestinale Beschwerden wie Blähungen und Verdauungsstörungen [s74]. Ein traditioneller Brauch in der indischen Kultur, der leicht in den modernen Alltag integriert werden kann, ist das Kauen einiger Fenchelsamen nach den Mahlzeiten [s76]. Diese Praxis unterstützt nicht nur die Verdauung, sondern trägt auch zur Mundgesundheit bei und kann schlechten Atem bekämpfen [s77]. Für eine praktische Umsetzung empfiehlt es sich, eine kleine Dose mit Fenchelsamen bei sich zu tragen. Die therapeutische Wirkung der Fenchelsamen basiert auf ihrer beeindruckenden Nährstoffzusammensetzung. Sie sind reich an Vitaminen, Mineralien und Antioxidantien [s74], die zur allgemeinen Gesundheit beitragen. Ihre diuretischen und antispasmodischen Eigenschaften [s76] machen sie zu einem wertvollen natürlichen Heilmittel. Besonders interessant ist ihre Fähigkeit, Lungenstauungen zu klären [s76], was sie zu einer wertvollen Unterstützung bei Atemwegserkrankungen macht. Für stillende Mütter sind Fenchelsamen besonders wertvoll, da sie die Milchproduktion fördern können [s76]. Ein bewährter Praxistipp ist die Zubereitung eines Fencheltees: Dafür werden ein bis zwei Teelöffel leicht angeröstete Samen mit kochendem Wasser übergossen und für etwa 10 Minuten ziehen gelassen. Dieser Tee kann mehrmals täglich getrunken werden. In der Küche zeigt sich die Vielseitigkeit der Fenchelsamen besonders deutlich. Sie eignen sich hervorragend zur Verfeinerung von Bohnensuppen [s76], wo sie nicht nur geschmacklich überzeugen, sondern auch ihre verdauungsfördernden Eigenschaften optimal zur Geltung kommen. Ein praktischer Tipp für die Zubereitung: Die Samen sollten vor der Verwendung leicht angeröstet werden, um ihr volles Aroma zu entfalten. Aktuelle Forschungen weisen darauf hin, dass Fenchelsamen auch bei der Gewichtsreduktion unterstützend wirken können, indem sie den Stoffwechsel ankurbeln und das Hungergefühl reduzieren [s74]. Diese Eigenschaft macht sie zu einem interessanten natürlichen Hilfsmittel im Rahmen einer ausgewogenen Ernährung. Die antimikrobiellen Eigenschaften der Fenchelsamen [s75] erweitern ihr Einsatzspektrum zusätzlich. In der praktischen Anwendung können sie beispielsweise als natürliches Konservierungsmittel in hausgemachten Gewürzmischungen verwendet werden. Für die optimale Aufbewahrung sollten Fenchelsamen in einem luftdicht verschlossenen Gefäß an einem kühlen, dunklen Ort gelagert werden. Um ihre therapeutische Wirkung und ihr Aroma bestmöglich zu erhalten, empfiehlt es sich, die Samen erst kurz vor der Verwendung zu zerkleinern oder zu mahlen.

Glossar

antispasmodisch
Eine krampflösende Wirkung, die unwillkürliche Muskelkontraktionen entspannt und Verkrampfungen löst

diuretisch
Eine harntreibende Wirkung, die die Ausscheidung von Wasser und Salzen über die Nieren fördert

2. 2. 5. Schwarzer Pfeffer als Gewürz

Schwarzer Pfeffer (Piper nigrum) ist nicht nur das am häufigsten verwendete Gewürz weltweit [s78], sondern blickt auch auf eine jahrtausendealte Tradition in der ayurvedischen Heilkunst zurück, die bis etwa 6000 v. Chr. zurückreicht [s79]. Seine Bedeutung spiegelt sich in seinem beachtlichen Anteil am globalen Gewürzhandel wider, wo er zusammen mit dem Langen Pfeffer etwa 35% des Handelsvolumens ausmacht [s79]. Der charakteristische scharfe Geschmack und die therapeutische Wirkung des schwarzen Pfeffers basieren hauptsächlich auf seinem Gehalt an Piperin, der zwischen 3-9% liegt [s79]. Dieses bioaktive Alkaloid verleiht dem Gewürz nicht nur seine typische Schärfe, sondern ist auch für seine vielfältigen physiologischen Wirkungen verantwortlich. Ein faszinierender Aspekt ist die Fähigkeit des Piperins, die Bioverfügbarkeit verschiedener Substanzen zu erhöhen [s78]. Dies macht schwarzen Pfeffer zu einem wertvollen Begleiter sowohl in der Küche als auch in der Heilkunde. In der praktischen Anwendung zeigt sich die besondere Bedeutung des schwarzen Pfeffers vor allem bei der Zubereitung von Speisen. Ein bewährter Küchentipp ist es, den Pfeffer erst kurz vor dem Servieren über die Gerichte zu mahlen, da sich so das volle Aroma am besten entfaltet. Besonders interessant ist die Kombination mit fettreichen Speisen, wo der Pfeffer nicht nur geschmacklich überzeugt, sondern auch die Verdauung unterstützt. Die verdauungsfördernde Wirkung des schwarzen Pfeffers basiert auf seiner Fähigkeit, die Sekretion von Verdauungsenzymen zu stimulieren [s78]. Ein praktischer Tipp aus der ayurvedischen Tradition ist die Verwendung einer Prise frisch gemahlenen schwarzen Pfeffers in warmem Wasser oder Tee vor den Mahlzeiten, um die Verdauungskraft zu stärken. Die therapeutischen Eigenschaften des schwarzen Pfeffers sind beeindruckend vielfältig. Neben seiner verdauungsfördernden Wirkung zeigt er antioxidative, entzündungshemmende und antimikrobielle Eigenschaften [s78]. In der ayurvedischen Medizin wird er traditionell zur Behandlung von intermittierenden Fiebern eingesetzt und zur Förderung der Gallesekretion verwendet [s79]. Besondere Aufmerksamkeit verdient die Eigenschaft des schwarzen Pfeffers, die Bioverfügbarkeit verschiedener Substanzen zu erhöhen [s79]. Dies macht ihn zu einem wertvollen Begleiter für die Aufnahme von Nährstoffen, erfordert aber auch Vorsicht bei der gleichzeitigen Einnahme von Medikamenten, da deren Wirkung möglicherweise verstärkt werden könnte [s78]. Für die optimale

Aufbewahrung empfiehlt es sich, schwarzen Pfeffer in Form ganzer Körner zu kaufen und in einem luftdicht verschlossenen Behälter an einem kühlen, dunklen Ort zu lagern. Ein praktischer Tipp für die Küche: Investieren Sie in eine qualitativ hochwertige Pfeffermühle mit verstellbarem Mahlgrad, um je nach Gericht die optimale Körnung zu erzielen. Aktuelle Forschungen deuten auch auf positive Effekte des schwarzen Pfeffers auf das Nervensystem und den Energiestoffwechsel hin [s78]. Während diese Erkenntnisse noch weiterer wissenschaftlicher Bestätigung bedürfen, unterstreichen sie das Potenzial dieses traditionellen Gewürzes in der modernen Gesundheitsvorsorge. Die thermogenen Eigenschaften des Piperins [s79] machen schwarzen Pfeffer zu einer interessanten Zutat für Menschen, die ihren Stoffwechsel natürlich unterstützen möchten. Ein praktischer Ansatz ist die Integration von frisch gemahlenem schwarzen Pfeffer in die tägliche Ernährung, beispielsweise als Würze für Salate oder warme Speisen.

Glossar

Alkaloid
Eine Gruppe von stickstoffhaltigen organischen Verbindungen pflanzlichen Ursprungs, die oft eine starke physiologische Wirkung auf den menschlichen Organismus haben

Piperin
Ein natürlicher Wirkstoff aus der Gruppe der Alkaloide, der neben Pfeffer auch in anderen Pfefferarten vorkommt und auf der Zunge spezielle Rezeptoren aktiviert, die das typische Schärfeempfinden auslösen

thermogen
Bezeichnet Substanzen oder Prozesse, die zur Wärmeerzeugung im Körper beitragen und den Grundumsatz steigern können

Zusammenfassung - 2. 2. Samen und Früchte

- Kardamom gehört zur Familie der Ingwergewächse und wird seit 4000 v. Chr. genutzt
- Guatemala hat sich neben Asien als führender Kardamom-Produzent etabliert
- Kardamom enthält bioaktive Komponenten wie Diindolylmethan und Indol-3-Carbinol mit Anti-Krebs-Eigenschaften
- Koriandersamen enthalten Linalool als Hauptbestandteil des ätherischen Öls
- Die Samen können den Blutzuckerspiegel senken und die Insulinempfindlichkeit verbessern
- Neuere Studien deuten auf antitumorales Potenzial der Koriandersamen hin
- Kreuzkümmel wird traditionell im "Tadka"-Prozess in Ghee angeröstet
- Die phenolischen Verbindungen im Kreuzkümmel sind für die antioxidative Wirkung verantwortlich
- Fenchelsamen wirken als tridoshisches Kraut harmonisierend auf alle drei Doshas
- Die diuretischen und antispasmodischen Eigenschaften machen Fenchel zu einem wertvollen Heilmittel
- Schwarzer Pfeffer macht etwa 35% des globalen Gewürzhandels aus
- Der Piperin-Gehalt von 3-9% ist für die physiologischen Wirkungen verantwortlich
- Piperin erhöht die Bioverfügbarkeit verschiedener Substanzen im Körper
- Die thermogenen Eigenschaften des Piperins unterstützen den Stoffwechsel

2. 3. Rinden und Blüten

Rinden und Blüten - was macht diese Pflanzenteile zu solch besonderen Gewürzen? Von der kostbaren Zimtrinde bis zu den wertvollen Safranfäden bietet die Natur eine erstaunliche Vielfalt an aromatischen Schätzen. Doch welche biochemischen Prozesse verleihen ihnen ihre charakteristischen Eigenschaften? Wie entfalten sie ihre therapeutische Wirkung im menschlichen Körper? Die Geschichte dieser Gewürze ist eng mit der Entwicklung verschiedener Heiltraditionen verbunden. Während einige wie Zimtrinde und Gewürznelken seit Jahrtausenden sowohl als Heilmittel als auch als kulinarische Würze geschätzt werden, haben andere wie Safran ihren Weg in die moderne Medizin gefunden. Die folgenden Kapitel beleuchten die faszinierenden Eigenschaften dieser Gewürze - von ihrer chemischen Zusammensetzung über traditionelle Anwendungen bis hin zu aktuellen wissenschaftlichen Erkenntnissen. Ein besonderer Fokus liegt dabei auf ihrer praktischen Verwendung in Küche und Heilkunde.

„Für ein Pfund (450 Gramm) Safran werden die Narben von etwa 75.000 Blüten benötigt, die ausschließlich von Hand geerntet werden müssen.“

2. 3. 1. Zimtrinde und ihre Verwendung

Die Zimtrinde, gewonnen aus der inneren Rinde von Bäumen der Gattung Cinnamomum, gehört zu den ältesten und vielseitigsten Gewürzen der Welt [s80]. Ihr charakteristisch warmer, süßer Geschmack und das angenehm duftende Aroma [s81] machen sie zu einem unverzichtbaren Bestandteil sowohl der kulinarischen als auch der therapeutischen Anwendung. In der Küche findet die Zimtrinde vielfältige Verwendungsmöglichkeiten. Besonders in Backwaren, Süßspeisen und Getränken entfaltet sie ihr volles Aromapotenzial [s81]. Um das beste Aroma zu erzielen, sollten Sie ganze Zimtstangen erst kurz vor der Verwendung mahlen. Bei der Zubereitung von Heißgetränken wie Chai oder Glühwein können Sie die Zimtstangen auch direkt mitkochen und anschließend entfernen. Die medizinische Bedeutung der Zimtrinde ist beeindruckend und wissenschaftlich gut dokumentiert. Traditionell wird sie zur Behandlung von Verdauungsbeschwerden wie Koliken, Durchfall und Blähungen eingesetzt [s82]. Bei leichten Magenverstimmungen können Sie beispielsweise einen Zimttee zubereiten, indem Sie eine Zimtstange in heißem Wasser für etwa 10 Minuten ziehen lassen. Allerdings sollten schwangere Frauen vorsichtig sein, da Zimttee Uteruskontraktionen auslösen kann [s83]. Besonders bemerkenswert sind die positiven Auswirkungen auf den Stoffwechsel. Wissenschaftliche Studien belegen, dass Zimtrinde die Insulinempfindlichkeit verbessert und den Blutzuckerspiegel bei Diabetikern senken kann [s80]. Für Menschen mit Typ-2-Diabetes kann die regelmäßige Einnahme von einer kleinen Menge Zimt (etwa 1/4 bis 1/2 Teelöffel) zu den Mahlzeiten unterstützend wirken.

Die chemische Zusammensetzung der Zimtrinde ist komplex und enthält wichtige Wirkstoffe wie trans-Cinnamaldehyd, Eugenol und linalool [s80]. Diese Verbindungen sind verantwortlich für die vielfältigen gesundheitlichen Eigenschaften, darunter antimikrobielle, antioxidative und entzündungshemmende Wirkungen [s80]. Um diese Eigenschaften optimal zu nutzen, können Sie Zimt beispielsweise in Ihr morgendliches Müsli oder in Smoothies integrieren. In der

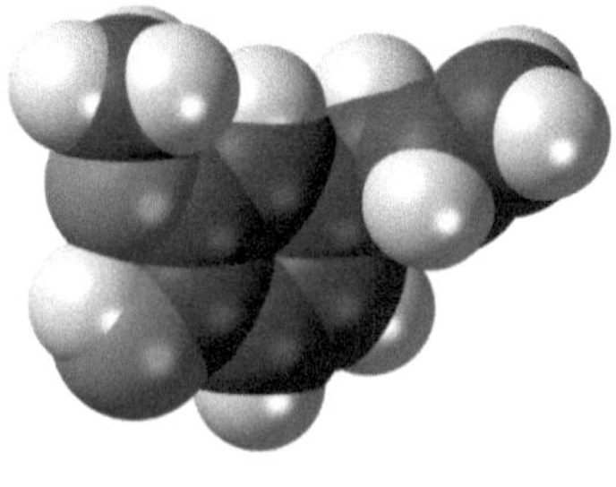

Eugenol [i15]

traditionellen Medizin wird Cinnamomi cortex zur Verbesserung der Blutzirkulation eingesetzt [s84]. Neuere Forschungen zeigen vielversprechende Ergebnisse bei der Behandlung von benignem Prostatasyndrom, wobei die Zimtrinde die Prostatagröße reduzieren kann [s84]. Diese Erkenntnisse eröffnen neue therapeutische Möglichkeiten. Die Kosmetikindustrie nutzt die antiseptischen Eigenschaften der Zimtrinde in Mundspülungen, Zahnpasta, Lotionen und Seifen [s82]. Sie können sich auch selbst eine natürliche Mundspülung herstellen, indem Sie einen starken Zimttee aufbrühen und diesen nach dem Abkühlen zum Spülen verwenden. Ein weiterer faszinierender Aspekt ist die hepato-protektive Wirkung der Zimtrinde, die die Leber vor Schäden schützen kann [s80]. Diese Eigenschaft macht sie zu einem wertvollen Bestandteil einer gesundheitsbewussten Ernährung. Bei der Verwendung von Zimt ist es wichtig, auf Qualität und Herkunft zu achten. Die verschiedenen Zimtarten unterscheiden sich in Geschmack und Aroma [s81], wobei Ceylon-Zimt (Cinnamomum zeylanicum) oft als die hochwertigste Variante gilt. Für die tägliche Verwendung empfiehlt sich eine Aufbewahrung in einem luftdichten Behälter an einem dunklen, kühlen Ort, um das Aroma optimal zu erhalten. Fast jeder Teil des Zimtbaums findet eine medizinische oder kulinarische Verwendung, von den Blättern über die Blüten bis zu den Wurzeln [s80]. Das aus der Rinde gewonnene ätherische Öl ist ein wichtiger Bestandteil in Lebensmitteln, Likören, Parfums und Arzneimitteln [s81].

2. 3. 2. Gewürznelken als Heilgewürz

Die getrockneten Blütenknospen der Gewürznelken gehören zu den wirkungsvollsten Heilgewürzen der traditionellen Medizin [s85]. Ihre beeindruckende therapeutische Bandbreite macht sie zu einem wertvollen Bestandteil der ganzheitlichen Gesundheitsvorsorge und Behandlung verschiedener Beschwerden.

Besonders bemerkenswert ist der außergewöhnlich hohe Gehalt an Antioxidantien, der Gewürznelken an die Spitze aller untersuchten Gewürze und Kräuter setzt [s86]. Diese starke antioxidative Wirkung macht sie zu einem effektiven Mittel im Kampf gegen freie Radikale und oxidativen Stress. Um von diesen Eigenschaften zu profitieren, können Sie täglich eine kleine Menge gemahlene Gewürznelken in Ihren Smoothie oder Ihr Müsli einrühren. Bereits eine Messerspitze reicht aus, um von den gesundheitsfördernden Effekten zu profitieren. Die schmerzlindernden und antiseptischen Eigenschaften der Gewürznelken [s85] machen sie zu einem bewährten Hausmittel bei Zahnschmerzen und Entzündungen im Mundraum. Sie können beispielsweise einen konzentrierten Nelkentee zubereiten und damit mehrmals täglich den Mund spülen. Dafür übergießen Sie 3-4 ganze Nelken mit kochendem Wasser und lassen sie 10 Minuten ziehen. Alternativ kann bei akuten Zahnschmerzen auch eine einzelne Gewürznelke vorsichtig auf die schmerzende Stelle gelegt werden. In der traditionellen Medizin werden Gewürznelken seit Jahrhunderten zur Behandlung verschiedener Beschwerden eingesetzt [s87]. Ihre blähungslindernde Wirkung macht sie zu einem effektiven Mittel bei Verdauungsbeschwerden [s85]. Ein wohltuender Verdauungstee lässt sich leicht selbst herstellen: Kombinieren Sie 2-3 Gewürznelken mit einer Scheibe frischem Ingwer und einer Zimtstange, übergießen Sie die Mischung mit heißem Wasser und lassen Sie sie 5-7 Minuten ziehen. Die pharmakologischen Effekte der Gewürznelken sind vielfältig und wissenschaftlich gut dokumentiert [s87]. Ihre entzündungshemmenden Eigenschaften können bei verschiedenen Erkrankungen unterstützend wirken. Um diese Wirkung optimal zu nutzen, empfiehlt sich eine regelmäßige, aber moderate Verwendung in der täglichen Küche. Gewürznelken harmonieren beispielsweise hervorragend mit Wintergemüse wie Rotkohl oder können zum Würzen von Marinaden verwendet werden. Bei der Verwendung von Gewürznelken als Heilmittel ist es wichtig, auf Qualität und Dosierung zu achten. Ganze Gewürznelken sollten dunkel, trocken und luftdicht verschlossen gelagert werden, um ihre wertvollen Inhaltsstoffe zu bewahren. Für die meisten Anwendungen reichen bereits kleine Mengen aus, da Gewürznelken sehr intensiv sind. Bei der Zubereitung von Heiltees sollten nicht mehr als 3-4 Nelken pro Tasse verwendet werden. Die vielseitigen Einsatzmöglichkeiten der Gewürznelken in verschiedenen traditionellen Medizinsystemen [s86] zeugen von ihrer besonderen Bedeutung als Heilgewürz. Von der ayurvedischen bis zur traditionellen chinesischen Medizin werden sie geschätzt und finden Anwendung in verschiedenen Heilmittelzubereitungen. Diese jahrhundertealte Erfahrung wird durch moderne wissenschaftliche Erkenntnisse bestätigt und erweitert. Für eine optimale Wirkung sollten Gewürznelken möglichst frisch gemahlen verwendet werden. Ganze Nelken können Sie bei Bedarf in einer Gewürzmühle oder einem Mörser zerkleinern. So bleiben die wertvollen ätherischen Öle und Wirkstoffe bestmöglich erhalten. In der Küche können Sie Gewürznelken auch kreativ einsetzen, etwa in würzigen Chutneys oder pikanten Saucen, um ihre gesundheitsfördernden Eigenschaften mit kulinarischem Genuss zu verbinden.

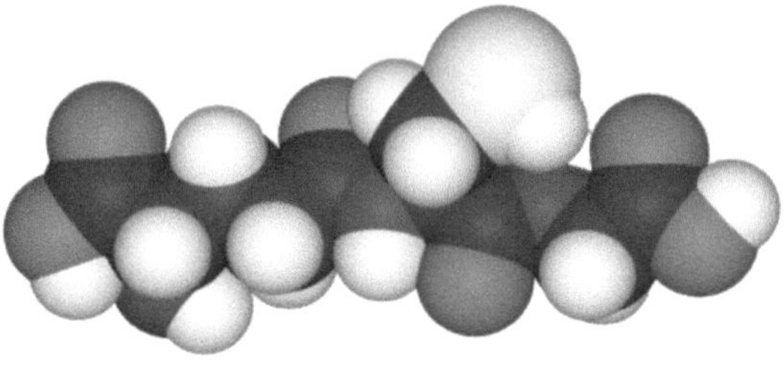

Antioxidantien [i16]

Glossar

Antioxidantien

Natürliche Substanzen, die schädliche chemische Verbindungen im Körper neutralisieren und Zellen vor Schäden schützen können. Sie spielen eine wichtige Rolle bei der Vorbeugung von Alterungsprozessen.

antiseptisch

Eigenschaft, die das Wachstum und die Vermehrung von Mikroorganismen wie Bakterien und Pilzen hemmt oder diese abtötet.

pharmakologisch

Bezieht sich auf die Wissenschaft der Wirkung von Substanzen auf lebende Organismen, insbesondere wie diese im Körper aufgenommen, verarbeitet und ausgeschieden werden.

2. 3. 3. Muskatblüte und ihre Eigenschaften

Die Muskatblüte, ein faszinierendes Gewürz aus der Moluccas-Region Indonesiens, ist botanisch gesehen nicht wirklich eine Blüte, sondern der getrocknete Samenmantel (Arillus) der Muskatnuss [s88]. Diese leuchtend rote, fleischige Hülle umgibt den eigentlichen Muskatnusskern und verwandelt sich beim Trocknen in eine gelblich-braune, spröde Struktur [s89]. Der Muskatnussbaum, ein bis zu 10 Meter hoher immergrüner Baum, produziert große, ovale Früchte, die uns gleich zwei wertvolle Gewürze schenken [s90]. Die Blüten des Baumes zeigen eine interessante geschlechtliche Verteilung - sie sind meist einsexuell und zweihäusig, wobei die weiblichen Blüten unicarpellat und uniovulat sind, während die männlichen aus 2-60 fusionierten Antheren bestehen [s89]. Die Haupterntezeit erstreckt sich von Juni bis August [s91]. Die chemische Zusammensetzung der Muskatblüte ist beeindruckend vielfältig. Sie enthält wichtige bioaktive Verbindungen wie Vitamine, Carotinoide, Terpenoide, Alkaloide, Flavonoide und Phenole [s92]. Diese Inhaltsstoffe verleihen der Muskatblüte ihre charakteristischen therapeutischen Eigenschaften. Um diese wertvollen Inhaltsstoffe optimal zu nutzen, sollten Sie die Muskatblüte stets dunkel und luftdicht verschlossen aufbewahren. Das Geschmacksprofil der Muskatblüte unterscheidet sich deutlich von dem der Muskatnuss - es ist zarter und blumiger [s88]. Der Geschmack wird als scharf und leicht bitter beschrieben, mit einer warmen, nussigen und dezent süßen Note [s91] [s93]. Für die beste Aromaentfaltung empfiehlt es sich, die Muskatblüte erst kurz vor der Verwendung zu mahlen oder zu reiben. In der ayurvedischen Tradition wird der Muskatblüte eine ausgleichende Wirkung auf Vata- und Kapha-Doshas zugeschrieben, wobei bei übermäßigem Konsum eine Verstärkung des Pitta-Doshas beachtet werden sollte [s93]. Für eine ausgewogene ayurvedische Anwendung empfiehlt sich eine moderate Dosierung von maximal einer Messerspitze pro Portion. Die therapeutischen Eigenschaften der Muskatblüte sind vielfältig und wissenschaftlich dokumentiert. Sie wirkt antimikrobiell, antioxidativ, antifungal, krampflösend und leberschützend [s92]. Bei Reisekrankheit kann das Kauen oder Lutschen kleiner Mengen Muskatblüte Linderung verschaffen [s90]. Auch bei Verdauungsbeschwerden, insbesondere bei Blähungen, kann die Muskatblüte hilfreich sein. In der praktischen Anwendung lässt sich die Muskatblüte vielseitig einsetzen. Für einen verdauungsfördernden Tee können Sie eine Messerspitze gemahlene

Muskatblüte mit heißem Wasser übergießen und 5-7 Minuten ziehen lassen. In der Küche harmoniert sie besonders gut mit herzhaften Gerichten, Saucen und Suppen. Dabei gilt: Weniger ist mehr, da das intensive Aroma bereits in kleinen Mengen zur Geltung kommt. Die Parfümindustrie schätzt die Muskatblüte aufgrund ihrer charakteristischen Duftnote [s90]. Sie können sich auch selbst ein entspannendes Aromabad bereiten, indem Sie einige Tropfen Muskatblütenöl dem Badewasser beifügen. Dies kann besonders am Abend zur Entspannung beitragen. Für die optimale Qualität sollten Sie beim Kauf auf das Aussehen achten - frische, qualitativ hochwertige Muskatblüte sollte durch ihren natürlichen Ölgehalt einen leichten Glanz aufweisen [s88]. Bewahren Sie das Gewürz am besten in einem luftdichten Gefäß an einem kühlen, dunklen Ort auf, um die wertvollen Inhaltsstoffe zu schützen.

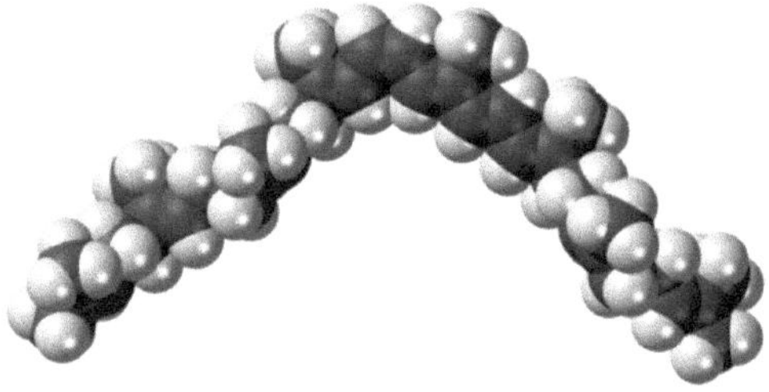

Carotinoide [i17]

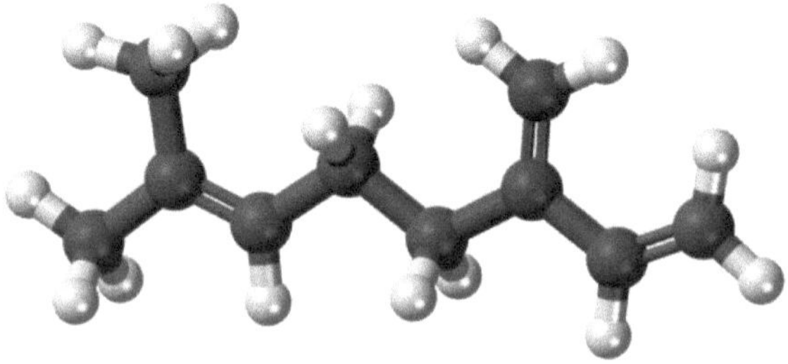

Terpenoide [i18]

Glossar

Anthere
Pollensäcke einer Blüte, in denen die männlichen Geschlechtszellen (Pollen) gebildet werden. Sie befinden sich am Ende der Staubfäden.

Arillus
Ein fleischiger Samenmantel, der bei manchen Pflanzen die Samen umgibt. Er entwickelt sich nach der Befruchtung aus dem Nabelstrang und dient oft der Verbreitung durch Tiere.

Carotinoid
Natürliche Farbstoffe, die für gelbe bis rote Färbungen verantwortlich sind und als Antioxidantien wirken. Sie sind fettlöslich und hitzebeständig.

Terpenoid
Natürliche Pflanzenstoffe, die für Duft und Geschmack verantwortlich sind und oft antibakterielle sowie entzündungshemmende Eigenschaften aufweisen.

unicarpellat
Beschreibt eine Blüte, die nur ein einzelnes Fruchtblatt besitzt, was eine evolutionäre Besonderheit bei Pflanzen darstellt.

uniovulat
Bezeichnet Fruchtknoten, die nur eine einzige Samenanlage enthalten, was typisch für bestimmte Pflanzenfamilien ist.

2. 3. 4. Safran als kostbares Gewürz

Safran, gewonnen aus den Narben der Blüten des Crocus sativus, gilt als das kostbarste und teuerste Gewürz der Welt [s94]. Seine Exklusivität verdankt es dem aufwendigen Gewinnungsprozess - für ein einziges Pfund (etwa 450 Gramm) Safran werden die Narben von circa 75.000 Blüten benötigt, die ausschließlich von Hand geerntet werden können [s94]. Die Geschichte des Safrananbaus reicht weit zurück, mit traditionellen Anbaugebieten in Kleinasien und Spanien [s95]. Die charakteristischen rotorangenen Narben enthalten wertvolle Inhaltsstoffe wie ätherische Öle mit dem Hauptbestandteil Picrocrocin sowie den Farbstoff Crocin [s94]. Diese Komponenten verleihen dem Safran nicht nur seine intensive Färbekraft, sondern auch sein unverwechselbares Aroma. In der Küche findet Safran vielfältige Verwendung, besonders in der mediterranen und asiatischen Küche. Seine Fähigkeit, Gerichten eine leuchtend gelbe Farbe zu verleihen, macht ihn zu einem unverzichtbaren Bestandteil klassischer Gerichte wie Paella, Bouillabaisse und verschiedener Curry-Variationen [s95]. Für die optimale Aromaentfaltung empfiehlt es sich, die Safranfäden vor der Verwendung in etwas warmem Wasser oder Brühe einzuweichen. Bereits wenige Fäden reichen aus, um einem Gericht die charakteristische Färbung und das typische Aroma zu verleihen. Die historische medizinische Bedeutung von Safran ist bemerkenswert. In der traditionellen Heilkunde wurde er als Antidot bei Vergiftungen eingesetzt, zur Verdauungsförderung verwendet und als Aphrodisiakum geschätzt [s95]. Die gelbe Färbung des Gewürzes führte in der traditionellen Signaturenlehre zu der Annahme, dass Safran bei der Behandlung von Gelbsucht hilfreich sein könnte [s95]. Für die Lagerung von Safran ist besondere Sorgfalt erforderlich, um seine wertvollen Eigenschaften zu bewahren. Die Aufbewahrung sollte in einem luftdichten, lichtgeschützten Behälter erfolgen. Bei der Dosierung ist Vorsicht geboten - zu viel Safran kann den Geschmack eines Gerichts bitter und unangenehm machen. Als Faustregel gilt: Für vier Portionen eines Reisgerichts genügen bereits 8-10 Safranfäden. Beim Kauf von Safran ist besondere Aufmerksamkeit geboten, da aufgrund des hohen Preises häufig Fälschungen im Umlauf sind. Echter Safran sollte eine intensive rotorangene Färbung aufweisen und einen charakteristisch würzigen, leicht bitteren Duft verströmen. Die Fäden sollten an einem Ende verdickt und am anderen Ende trompetenförmig geöffnet sein. Die moderne Forschung bestätigt viele der traditionellen Anwendungen, auch wenn

Safran heute in der Medizin kaum noch therapeutisch eingesetzt wird [s95]. Seine Verwendung beschränkt sich hauptsächlich auf die kulinarische Ebene, wo er nach wie vor als König der Gewürze gilt und besonderen Gerichten eine exquisite Note verleiht. Für die Zubereitung eines traditionellen Safranrisottos empfiehlt sich folgende Vorgehensweise: Die Safranfäden werden in etwas warmem Weißwein oder Brühe eingeweicht, während das Risotto auf klassische Weise zubereitet wird. Die Safran-Flüssigkeit wird erst gegen Ende der Garzeit hinzugefügt, um das volle Aroma zu erhalten und die charakteristische goldgelbe Färbung zu entwickeln.

2. 3. 5. Sternanis und seine Wirkung

Der Sternanis, mit seiner charakteristischen achtzackigen Sternform, ist eine faszinierende Frucht, die von einem tropischen Baum aus Asien stammt [s96]. Seine beeindruckende Kombination aus therapeutischen Eigenschaften und kulinarischer Vielseitigkeit macht ihn zu einem wertvollen Gewürz in der traditionellen Medizin und modernen Küche. Die chemische Zusammensetzung des Sternanis ist besonders bemerkenswert. Die Früchte sind reich an ätherischen Ölen sowie Terpenoid- und phenolischen Verbindungen, die für ihre antiseptischen Eigenschaften bekannt sind [s97]. Diese Inhaltsstoffe verleihen dem Sternanis seine vielfältigen therapeutischen Wirkungen. Um die wertvollen ätherischen Öle optimal zu bewahren, sollten Sie Sternanis stets in einem luftdicht verschlossenen Gefäß an einem kühlen, dunklen Ort aufbewahren. Besonders hervorzuheben ist die verdauungsfördernde Wirkung des Sternanis. Er besitzt sowohl karminative als auch spasmolytische Eigenschaften, die bei Verdauungsbeschwerden Linderung verschaffen können [s96] [s97]. Bei Blähungen oder Völlegefühl können Sie beispielsweise einen wohltuenden Tee zubereiten: Übergießen Sie dafür einen Sternanis mit kochendem Wasser und lassen Sie ihn 10 Minuten ziehen. Dieser Tee kann nach den Mahlzeiten getrunken werden, um die Verdauung zu unterstützen. Ein weiterer faszinierender Aspekt des Sternanis ist seine antivirale Wirkung. Wissenschaftliche Studien haben gezeigt, dass er eine chemische Verbindung enthält, die zur Entwicklung antiviraler Medikamente verwendet wird [s98]. Die stärksten antiviralen Effekte wurden bei Ölen beobachtet, die reich an bestimmten chemischen Verbindungen sind - eine Eigenschaft, die auch auf Sternanis zutrifft [s98]. Diese Erkenntnisse machen ihn zu einer vielversprechenden natürlichen Alternative in der antiviralen Therapie. Bei rheumatischen Beschwerden kann das Öl des Sternanis Linderung verschaffen [s99]. Sie können beispielsweise eine Massage mit verdünntem Sternaniöl durchführen, um schmerzende Gelenke zu behandeln. Dabei sollten Sie das Öl immer mit einem geeigneten Trägeröl verdünnen und zunächst an einer kleinen Hautstelle testen. Die antiseptischen Eigenschaften des Sternanis machen ihn auch zu einem effektiven natürlichen Mittel gegen Mundgeruch [s99]. Sie können nach dem Essen einen Sternanistee trinken oder mit abgekühltem Sternanistee gurgeln, um für einen frischen Atem zu sorgen. Bei der Verwendung von Sternanis ist jedoch Vorsicht geboten, besonders bei Kindern unter 6 Jahren. Die Anwendung sollte in dieser Altersgruppe nur unter professioneller Aufsicht erfolgen, da es durch mögliche Verunreinigungen mit einer toxischen Variante zu Nebenwirkungen kommen kann [s97]. Achten Sie beim Kauf daher besonders auf die Qualität und beziehen Sie Sternanis nur von vertrauenswürdigen Quellen. Für die kulinarische Verwendung eignet sich Sternanis hervorragend in asiatischen Gerichten, Suppen und Marinaden. Ein traditioneller Tipp: Geben Sie einen ganzen Sternanis während des Kochens zu Reis - dies verleiht ihm ein subtiles, angenehm würziges Aroma. Nach dem Kochen wird der Sternanis einfach entfernt. Die vielseitigen Einsatzmöglichkeiten des Sternanis in der traditionellen Medizin und modernen Küche machen ihn zu einem wertvollen Gewürz, das sowohl therapeutische als auch kulinarische Vorzüge vereint. Seine komplexe Wirkstoffzusammensetzung und die wissenschaftlich nachgewiesenen Eigenschaften unterstreichen seine Bedeutung als Heilgewürz.

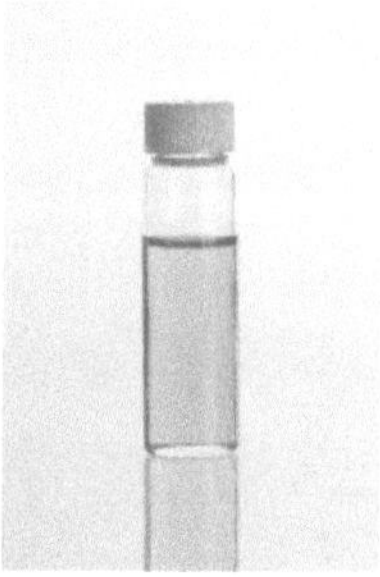

ätherische Öle [i19]

Glossar

karminativ
Bezeichnet Heilmittel, die Blähungen und Darmgase reduzieren und deren Bildung vorbeugen können

spasmolytisch
Beschreibt die krampflösende Wirkung von Heilmitteln auf die glatte Muskulatur, besonders im Magen-Darm-Bereich

Terpenoid
Natürliche chemische Verbindungen aus Pflanzen, die für Duft und Geschmack verantwortlich sind und oft antibakterielle Eigenschaften aufweisen

Zusammenfassung - 2. 3. Rinden und Blüten

- Zimtrinde enthält die Wirkstoffe trans-Cinnamaldehyd, Eugenol und Linalool, die für antimikrobielle und antioxidative Effekte verantwortlich sind
- Zimtrinde kann die Insulinempfindlichkeit verbessern und den Blutzuckerspiegel bei Diabetikern senken
- Zimtrinde zeigt hepato-protektive Wirkung zum Schutz der Leber
- Gewürznelken haben den höchsten Antioxidantiengehalt aller untersuchten Gewürze und Kräuter
- Die Blüten des Muskatnussbaums sind einsexuell und zweihäusig, mit unicarpellaten und uniovulaten weiblichen Blüten
- Muskatblüte enthält bioaktive Verbindungen wie Carotinoide, Terpenoide, Alkaloide und Flavonoide
- Für ein Pfund Safran werden die Narben von etwa 75.000 Blüten benötigt
- Safran enthält den Farbstoff Crocin und das aromagebende Picrocrocin
- Safran wurde historisch als Antidot bei Vergiftungen eingesetzt
- Sternanis besitzt karminative und spasmolytische Eigenschaften
- Die antiviralen Effekte des Sternanis werden für die Entwicklung von Medikamenten genutzt

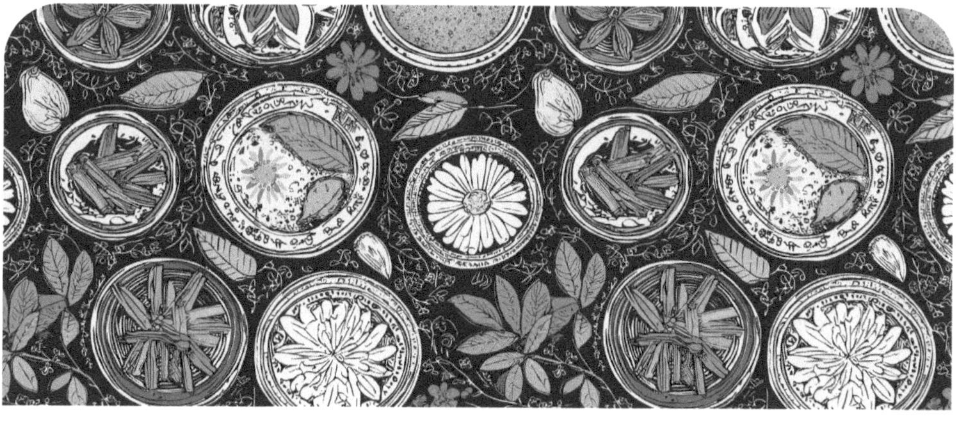

Rückblick - 2. Einzelne Gewürze und ihre Eigenschaften

- Ingwer enthält bioaktive Gingerole, die den Blutzuckerspiegel bei Typ-2-Diabetes verbessern können
- Die Kombination von Ingwer mit Kurkuma verstärkt die entzündungshemmende Wirkung beider Gewürze
- Kurkuma kann die Bioverfügbarkeit durch schwarzen Pfeffer um bis zu 2000% steigern
- Galgant produziert ätherische Öle mit 1,8-Cineol als wichtigem Wirkstoff
- Die Süßholzwurzel enthält Glycyrrhizin, das 50-mal süßer als Zucker ist
- Meerrettich wird im Ayurveda als Vajramula (Donnerkeilwurzel) bezeichnet und regt das Verdauungsfeuer Agni an
- Kardamom macht etwa 35% des globalen Gewürzhandels aus
- Die Bioverfügbarkeit von Kurkuma wird durch die Kombination mit schwarzem Pfeffer deutlich erhöht
- Fenchelsamen wirken als tridoshisches Kraut ausgleichend auf alle drei Doshas
- Schwarzer Pfeffer enthält 3-9% des bioaktiven Alkaloids Piperin
- Die Zimtrinde enthält trans-Cinnamaldehyd, Eugenol und Linalool als Hauptwirkstoffe
- Gewürznelken haben den höchsten Antioxidantiengehalt aller Gewürze
- Die Muskatblüte ist botanisch ein Arillus (Samenmantel) der Muskatnuss
- Für ein Pfund Safran werden die Narben von 75.000 Blüten benötigt
- Sternanis enthält antivirale Verbindungen, die zur Medikamentenentwicklung genutzt werden
- Die faszinierende Welt der einzelnen Gewürze bildet die Basis für die noch spannendere Kunst der Gewürzmischungen, die wir im nächsten Kapitel erkunden werden.

3. Gewürzmischungen und Anwendungen

Die Kunst der Gewürzmischungen und deren gezielte Anwendung bildet seit Jahrtausenden das Herzstück der ayurvedischen Küche. Doch was macht eine harmonische Gewürzkombination aus? Wie beeinflussen verschiedene Zubereitungsmethoden die Wirkung der Gewürze? Und welche Rolle spielt der richtige Zeitpunkt der Zugabe für das finale Geschmackserlebnis? Die traditionelle ayurvedische Gewürzkunde hat über Generationen ein komplexes System entwickelt, das weit über das bloße Würzen hinausgeht. Dabei werden nicht nur geschmackliche Aspekte berücksichtigt, sondern auch die energetischen Eigenschaften der Gewürze und ihre Wirkung auf Körper und Geist. Von klassischen Basis-Mischungen über internationale Fusionen bis hin zu präzisen Dosierungsrichtlinien - das Spektrum der Anwendungsmöglichkeiten ist enorm. Die folgenden Kapitel beleuchten sowohl bewährte Traditionen als auch moderne Interpretationen der ayurvedischen Gewürzkunde und zeigen, wie sich dieses alte Wissen gewinnbringend in die zeitgenössische Küche integrieren lässt.

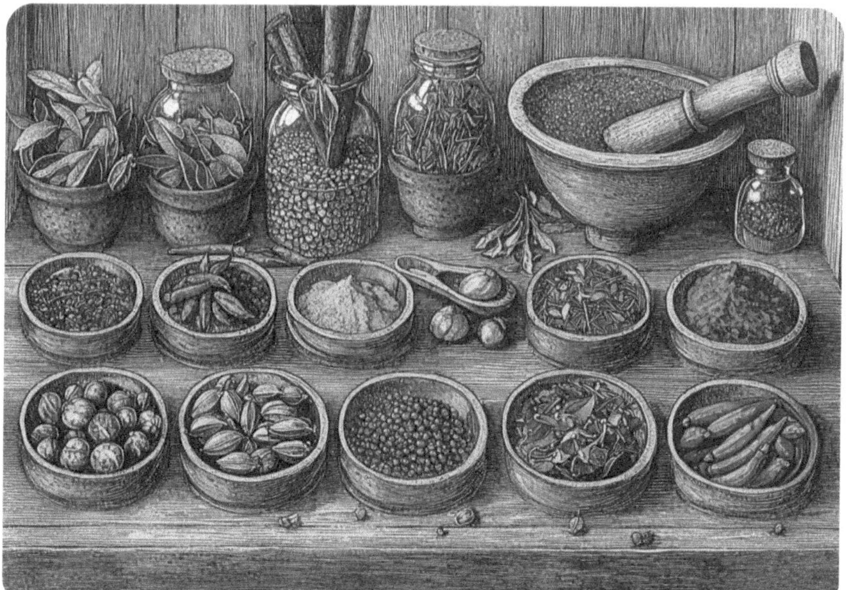

3. 1. Klassische Mischungen

Die Kunst der Gewürzmischungen gehört zu den faszinierendsten Aspekten der Kochkunst. Wie entwickelten sich über Jahrhunderte hinweg die klassischen Kombinationen, die heute in vielen Küchen als Standard gelten? Welche kulturellen Einflüsse formten die traditionellen Mischungen, die wir heute als selbstverständlich erachten? Von der äthiopischen Berbere-Mischung bis zum indischen Garam Masala - jede Kultur hat ihre eigenen Interpretationen entwickelt, die nicht nur den Geschmack der Speisen prägen, sondern oft auch therapeutische Wirkungen entfalten. Die Frage nach der optimalen Zusammensetzung und Dosierung beschäftigt dabei sowohl Hobbyköche als auch Profis: Wie findet man die perfekte Balance zwischen einzelnen Gewürzen? Welche Grundprinzipien sollten bei der Kombination verschiedener Aromen beachtet werden? Die klassischen Gewürzmischungen bilden das Fundament der ayurvedischen Küche und eröffnen einen spannenden Weg zu authentischen Geschmackserlebnissen. Ihre gezielte Anwendung verwandelt einfache Zutaten in außergewöhnliche Gerichte und lädt dazu ein, die Vielfalt traditioneller Gewürzkombinationen zu entdecken.

„Die Tradition der Basis-Gewürzmischungen reicht bis ins Mittelalter zurück und hat sich über die Jahrhunderte als fundamentaler Bestandteil verschiedener Küchenkulturen etabliert.“

---

3. 1. 1. Basis-Gewürzmischungen

Die Tradition der Basis-Gewürzmischungen reicht bis ins Mittelalter zurück und hat sich über die Jahrhunderte als fundamentaler Bestandteil verschiedener Küchenkulturen etabliert [s100]. Diese vorbereiteten Kombinationen vereinfachen nicht nur den Kochprozess, sondern garantieren auch eine ausgewogene Geschmacksentwicklung in den Gerichten. Historisch betrachtet bildeten Gewürze wie Ingwer, Pfeffer, Zimt, Nelken, Muskatnuss und Salz das Fundament vieler traditioneller Mischungen [s100]. Diese Grundzutaten finden sich auch heute noch in zahlreichen Variationen wieder, wobei jede Kultur ihre eigenen Akzente setzt. Ein praktischer Tipp für Hobbyköche: Beginnen Sie mit kleinen Mengen dieser Basiszutaten und experimentieren Sie dann mit den Proportionen, bis Sie Ihre persönliche Lieblingskombination gefunden haben. In der äthiopischen Küche beispielsweise spielt Berbere eine zentrale Rolle als unverzichtbare Grundgewürzmischung. Dieses charakteristische rote Pulver ist essentieller Bestandteil jedes Wot-Gerichts [s101]. Daneben existiert Mitmita, eine schärfere Variante, die sich durch ihre geringere Komplexität auszeichnet und hauptsächlich aus gemahlenen roten Paprika besteht. Für die finale Geschmacksabrundung äthiopischer Gerichte wird häufig Mekelesha verwendet, eine raffinierte Kombination aus Kardamom, Zimt, schwarzem Pfeffer, Kreuzkümmel, Ingwer und Nelken [s101]. Eine weitere beliebte Basis-Gewürzmischung, die sich besonders für süße Speisen eignet, besteht aus gemahlenem Zimt, Ingwer, Piment, Nelken, Muskatnuss und optional Kardamom und/oder Koriander [s102]. Diese vielseitige Kombination verleiht nicht nur klassischen Plätzchen eine besondere Note, sondern wertet auch Alltagsgerichte wie Haferbrei oder Pfannkuchen geschmacklich auf. Um die volle Aromakraft zu erhalten, sollte man die Mischung in einem luftdichten Behälter aufbewahren und innerhalb von ein bis zwei Jahren verbrauchen [s102]. Für die Herstellung eigener Gewürzmischungen empfiehlt es sich, zunächst kleine Mengen anzusetzen und diese regelmäßig frisch zuzubereiten. Dies garantiert optimale Aromaintensität und ermöglicht es, die Zusammensetzung nach persönlichen Vorlieben anzupassen. Ein kreatives Geschenk für Kochbegeisterte: Füllen Sie selbst zusammengestellte Gewürzmischungen in dekorative Gläser und fügen Sie ein passendes Rezept bei [s102]. Die Kunst der Gewürzmischungen liegt nicht nur in der richtigen Zusammenstellung der Komponenten, sondern auch in ihrer ausgewogenen Dosierung. Experimentieren Sie zunächst mit klassischen Kombinationen und entwickeln Sie daraus Ihre eigenen Kreationen. Dabei gilt: Weniger ist oft mehr, und einzelne Gewürze sollten sich harmonisch ergänzen, ohne sich gegenseitig zu überdecken. Für Einsteiger empfiehlt sich das Anlegen eines Gewürz-Tagebuchs, in dem erfolgreiche Kombinationen und deren Verwendung dokumentiert werden. Dies hilft nicht nur bei der Weiterentwicklung der eigenen Gewürzkompetenz, sondern ermöglicht auch die Reproduktion gelungener Mischungen. Beachten Sie dabei die unterschiedlichen Haltbarkeitszeiten der einzelnen Komponenten und lagern Sie Ihre Kreationen stets kühl, trocken und lichtgeschützt. Die Verwendung von Basis-Gewürzmischungen ermöglicht es auch weniger erfahrenen Köchen, authentische Geschmackserlebnisse zu kreieren und traditionelle Gerichte verschiedener Kulturen nachzukochen. Dabei ist es wichtig zu verstehen, dass diese Mischungen nicht nur Geschmacksträger sind, sondern oft auch kulturelle und historische Bedeutung haben.

Glossar

Berbere
Eine traditionelle ostafrikanische Gewürzmischung, die aus bis zu 20 verschiedenen Gewürzen bestehen kann und durch ihre leuchtend rote Farbe von Chilischoten geprägt ist

Mekelesha
Eine dunkle äthiopische Gewürzmischung, die traditionell am Ende des Kochvorgangs hinzugefügt wird und einen leicht süßlichen Nachgeschmack verleiht

Mitmita
Eine sehr scharfe äthiopische Gewürzmischung, die traditionell auch als Tischgewürz verwendet wird und oft mit Salz vermischt wird

Wot
Ein traditioneller äthiopischer Eintopf, der als Nationalgericht gilt und in verschiedenen Variationen zubereitet wird

3. 1. 2. Gewürzmischungen für Gemüse

In der ayurvedischen Küche spielen Gewürzmischungen für Gemüse eine zentrale Rolle, da sie nicht nur den Geschmack verfeinern, sondern auch die Bekömmlichkeit der Speisen erhöhen [s103]. Die geschickte Kombination verschiedener Gewürze ermöglicht es, selbst einfache Gemüsegerichte in außergewöhnliche kulinarische Erlebnisse zu verwandeln. Eine klassische Grundlage bildet die Kombination aus Schalotten, Ingwer und Knoblauch, die mit gemahlenen Gewürzen wie Chili, Kreuzkümmel und Bockshornklee verfeinert wird [s104]. Diese Basis eignet sich hervorragend für verschiedene Gemüsezubereitungen, wobei sich besonders gut verschiedene Gemüsesorten kombinieren lassen, da sie die würzigen Aromen unterschiedlich aufnehmen und dabei ihre natürliche Süße bewahren [s103]. Für die Zubereitung von gerösteten Gemüsen hat sich eine spezielle Gewürzmischung bewährt [s105]. Hierbei empfiehlt es sich, die Gewürze vor dem Rösten sanft in einer trockenen Pfanne anzuschwitzen, um ihre ätherischen Öle zu aktivieren. Ein praktischer Tipp für die Küche: Bereiten Sie eine größere Menge dieser Röstgewürzmischung vor und bewahren Sie diese in einem luftdichten Gefäß auf - so haben Sie sie stets griffbereit für spontane Gemüsegerichte. Garam Masala, eine traditionelle indische Gewürzmischung, verleiht Gemüsegerichten eine besondere Tiefe und Komplexität [s106]. Diese Mischung lässt sich vielseitig einsetzen und kann sowohl während des Kochprozesses als auch zum finalen Würzen verwendet werden. Um die optimale Geschmacksentfaltung zu erreichen, sollten Sie das Garam Masala idealerweise erst gegen Ende der Garzeit hinzufügen. Ein besonders aromaintensives Gericht entsteht durch die Kombination der Gewürzmischung mit Kokosmilch und Tomaten als Sauce [s104]. Diese Basis können Sie wunderbar variieren, indem Sie verschiedene saisonale Gemüsesorten hinzufügen. Die Zugabe von gespaltenen roten Linsen verleiht dem Gericht zusätzlich eine sämige Konsistenz und erhöht den Proteingehalt. Für die finale Verfeinerung von Gemüsegerichten eignet sich eine Garnierung aus frischem Koriander, einem Spritzer Limettensaft und Nigella-Samen [s104]. Diese Kombination bringt Frische und zusätzliche Textur in das Gericht. Als Beilage bietet sich Reis oder traditionelles Fladenbrot an, die die würzigen Aromen perfekt aufnehmen. Bei der Zusammenstellung eigener Gemüse-Gewürzmischungen ist es wichtig, die Balance zwischen den einzelnen Komponenten zu finden. Beginnen Sie mit kleinen Mengen und dokumentieren Sie Ihre erfolgreichen

Kombinationen. Beachten Sie dabei, dass verschiedene Gemüsesorten unterschiedlich intensiv gewürzt werden sollten - während zum Beispiel Wurzelgemüse kräftigere Würzung verträgt, benötigen zarte Gemüsesorten wie Zucchini eine zurückhaltendere Dosierung. Die ayurvedische Tradition lehrt uns, dass Gewürzmischungen nicht nur geschmackliche, sondern auch gesundheitliche Aspekte berücksichtigen sollten. So können bestimmte Gewürzkombinationen die Verdaulichkeit von Gemüse verbessern und dessen ernährungsphysiologischen Wert steigern. Experimentieren Sie mit verschiedenen Kombinationen und achten Sie dabei auf Ihre individuelle Verträglichkeit und geschmackliche Präferenzen.

Glossar

Bockshornklee
Ein Gewürz aus der Familie der Hülsenfrüchte mit bitter-würzigem Geschmack, das in getrockneter Form als Samen oder gemahlen verwendet wird. Besonders wichtig in der indischen Küche.

Garam Masala
Eine traditionelle nordindische Gewürzmischung, die typischerweise aus Kardamom, Zimt, Nelken, schwarzem Pfeffer, Koriander und Kreuzkümmel besteht. Der Name bedeutet wörtlich 'heiße Mischung'.

Nigella
Auch als Schwarzkümmel bekannt, kleine schwarze Samen mit einem nussig-zwiebelartigen Geschmack, die besonders in der indischen und orientalischen Küche verwendet werden.

3. 1. 3. Gewürzmischungen für Getreide

Die ayurvedische Tradition kennt eine Vielzahl spezieller Gewürzmischungen für Getreide, die nicht nur den Geschmack verfeinern, sondern auch die Verdaulichkeit fördern und die Doshas ausgleichen [s107]. Diese Kombinationen sind oft das Ergebnis jahrhundertelanger Erfahrung und wurden speziell entwickelt, um die ernährungsphysiologischen Eigenschaften der Körnerfrüchte optimal zu unterstützen. Eine besonders bedeutsame Rolle spielt die Gewürzmischung für Kitchari, ein traditionelles ayurvedisches Gericht aus Reis und Mungbohnen [s108]. Die klassische Kombination umfasst Ingwer, Koriander, Kreuzkümmel, Senfkörner, Kurkuma und Asafoetida [s109]. Für die Zubereitung empfiehlt es sich, zunächst die Gewürze in etwas Ghee anzuschwitzen, um ihre ätherischen Öle zu aktivieren. Dies verstärkt nicht nur den Geschmack, sondern erhöht auch ihre therapeutische Wirkung. Für glutenfreie Getreidesorten wie Jowar (Sorghum) hat sich eine spezielle Gewürzmischung bewährt, die Ghee, Hing (asafoetida), Kreuzkümmel, Fenchel, schwarzen Pfeffer, Korianderpulver und garam_masala enthält [s107]. Diese Kombination ist besonders ausgewogen, da sie alle drei Doshas berücksichtigt: Ghee, Ingwer und Garam Masala harmonisieren Kapha; Ghee und Fenchel gleichen Pitta aus; während Ghee, Ingwer, Garam Masala und ein Spritzer Zitronensaft Vata ins Gleichgewicht bringen. Bei der Zubereitung von Getreidegerichten im Winter empfiehlt die ayurvedische Tradition eine wärmende Gewürzmischung, die besonders das Kapha-Dosha unterstützt [s110]. Praktisch umgesetzt bedeutet dies: Verwenden Sie eine Kombination aus Kreuzkümmel, Ingwer, Asafoetida, dosha-gerecht dosierten Chilischoten und Kurkuma [s111]. Diese Mischung unterstützt nicht nur die Verdauung, sondern wärmt auch von innen. Für die tägliche Praxis hat sich bewährt, größere Mengen der Grundmischungen vorzubereiten und in luftdichten Gefäßen aufzubewahren. Ein praktischer Tipp: Kennzeichnen Sie die Gefäße mit dem Herstellungsdatum und den enthaltenen Gewürzen. Die Mischungen sollten innerhalb von zwei bis drei Monaten aufgebraucht werden, um optimale Aromakraft zu gewährleisten. Die Dosierung der Gewürzmischungen sollte sich nach der verwendeten Getreideart richten. Während robuste Sorten wie Jowar kräftigere Würzung vertragen, benötigen feinere Getreide wie Basmati-Reis eine zurückhaltendere Dosierung. Als Faustregel gilt: Beginnen Sie mit einem Teelöffel Gewürzmischung pro Tasse Getreide und passen Sie die Menge nach Geschmack an. Besonders bei der Zubereitung von Kitchari ist die richtige Gewürzmischung entscheidend für den therapeutischen Effekt [s112]. Die traditionelle Rezeptur sieht vor, die Gewürze zunächst in Ghee anzuschwitzen, bevor Reis und Mungbohnen hinzugefügt werden. Dies schafft nicht nur eine harmonische Geschmacksbasis, sondern macht das Gericht auch besonders bekömmlich. Für Menschen mit Vata-Konstitution empfiehlt sich eine spezielle Anpassung der Gewürzmischung [s110]. Hier sollten wärmende Gewürze wie Ingwer und Kreuzkümmel dominieren, ergänzt durch eine großzügige Menge Ghee. Die Kombination mit gekochtem Vollkorngetreide sorgt für zusätzliche Erdung und Ausgleich. Ein wichtiger Aspekt bei der Verwendung von Gewürzmischungen für Getreide ist die achtsame Zubereitung [s108]. Nehmen Sie sich Zeit, die Gewürze sorgfältig abzumessen und anzuschwitzen. Diese bewusste Herangehensweise trägt nicht nur zu einem besseren Geschmacksergebnis bei, sondern macht die Nahrungszubereitung zu einem meditativen Prozess.

Glossar

Hing
Der indische Name für Asafoetida. Das stark riechende Gewürz wird aus dem Harz des Riesenfenchels gewonnen und ist bekannt für seine verdauungsfördernden Eigenschaften.

Jowar
Eine alte Hirseart aus Indien, die besonders reich an Proteinen und Mineralstoffen ist. Wird traditionell in trockenen Regionen angebaut und gilt als sehr widerstandsfähig.

Kitchari
Ein ayurvedisches Grundgericht, das als Heilnahrung und zur Reinigung des Körpers eingesetzt wird. Es bildet die Basis vieler ayurvedischer Kuren und wird auch als 'Heilfasten' bezeichnet.

3. 1. 4. Gewürzmischungen für Hülsenfrüchte

In der ayurvedischen Küche nehmen Gewürzmischungen für Hülsenfrüchte einen besonderen Stellenwert ein, da sie nicht nur geschmacklich überzeugen, sondern auch die Verdaulichkeit dieser proteinreichen Nahrungsmittel deutlich verbessern [s113]. Die traditionelle Zubereitung folgt dabei präzisen Regeln, die über Generationen weitergegeben wurden. Eine zentrale Rolle spielt die Technik des Baghaar oder chaunk, bei der Gewürze in heißem Öl oder idealerweise ghee angebraten werden [s114]. Diese Methode entfaltet nicht nur die ätherischen Öle optimal, sondern verleiht den Gerichten auch eine charakteristische nussige Note. Für die Grundmischung werden typischerweise Zwiebeln und Knoblauch in Ghee goldbraun angebraten, bevor Kurkuma und Kreuzkümmel hinzugefügt werden [s113]. Bei der praktischen Umsetzung ist die Reihenfolge der Gewürzzugabe entscheidend: Zunächst werden die ganzen Gewürze wie Kreuzkümmelsamen im heißen Ghee angeröstet, bis sie ihr Aroma entfalten und leicht duften. Erst dann folgen die gemahlenen Gewürze, die weniger Hitze vertragen. Ein bewährter Tipp aus der Praxis: Bereiten Sie die Gewürze in einer separaten Pfanne vor, während die Hülsenfrüchte kochen. So können Sie den optimalen Zeitpunkt für die Zusammenführung besser kontrollieren. Die Grundzubereitung von Hülsenfrüchten beginnt mit dem gründlichen Waschen der Früchte. Anschließend werden sie mit ausreichend Wasser, einer Prise Kurkuma und Salz gekocht [s114]. Die Gewürzmischung wird erst gegen Ende der Garzeit hinzugefügt, um die Aromen bestmöglich zu erhalten. Besonders wichtig ist dabei die Verwendung von verdauungsfördernden Gewürzen, die den natürlichen Bläheffekt von Hülsenfrüchten reduzieren [s114]. Ein praktischer Aspekt, der oft übersehen wird: Die Konsistenz der gekochten Hülsenfrüchte beeinflusst maßgeblich die Gewürzaufnahme. Werden die Hülsenfrüchte zu einer cremigen Konsistenz gekocht, nehmen sie die Gewürze intensiver auf als bei festerer Garung. Experimentieren Sie hier mit verschiedenen Garmethoden, um Ihre bevorzugte Textur zu finden. Die ayurvedische Tradition empfiehlt, die Gewürzmischungen an die Jahreszeit und die individuellen Bedürfnisse anzupassen. Im Winter können wärmende Gewürze wie schwarzer Pfeffer und Ingwer großzügiger verwendet werden, während in den Sommermonaten kühlende Gewürze wie Koriander und Kreuzkümmel dominieren sollten. Für die Vorratshaltung empfiehlt es sich, größere Mengen der Grundmischung vorzubereiten. Bewahren Sie diese in einem luftdichten, dunklen Gefäß auf und beschriften Sie es mit Datum und Inhalt. Die optimale Haltbarkeit beträgt etwa zwei bis drei Monate, danach lässt die Aromakraft allmählich nach. Ein besonderer Fokus liegt auf der ausgewogenen Proteinversorgung durch Hülsenfrüchte [s113]. Die richtige Gewürzmischung unterstützt dabei nicht nur die Verdauung, sondern macht die Proteine auch besser verfügbar für den Körper. Kombinieren Sie verschiedene Hülsenfrüchte mit unterschiedlichen Gewürzmischungen, um eine optimale Nährstoffversorgung zu gewährleisten. Die Kunst der Gewürzmischungen für Hülsenfrüchte liegt in der Balance zwischen Geschmack, Bekömmlichkeit und gesundheitlichem Nutzen. Experimentieren Sie mit den traditionellen Grundrezepten und entwickeln Sie daraus Ihre persönlichen Variationen, die optimal auf Ihre Bedürfnisse abgestimmt sind.

Zusammenfassung - 3. 1. Klassische Mischungen

- Die Tradition der Basis-Gewürzmischungen reicht bis ins Mittelalter zurück und basierte auf Ingwer, Pfeffer, Zimt, Nelken, Muskatnuss und Salz
- Berbere ist eine zentrale äthiopische Gewürzmischung und essentieller Bestandteil jedes Wot-Gerichts
- Mekelesha wird in der äthiopischen Küche für die finale Geschmacksabrundung verwendet und besteht aus Kardamom, Zimt, Pfeffer, Kreuzkümmel, Ingwer und Nelken
- Die ayurvedische Küche nutzt spezielle Gewürzmischungen für Gemüse zur Verbesserung der Bekömmlichkeit
- Garam Masala sollte idealerweise erst gegen Ende der Garzeit hinzugefügt werden für optimale Geschmacksentfaltung
- Kitchari-Gewürzmischung enthält traditionell Ingwer, Koriander, Kreuzkümmel, Senfkörner, Kurkuma und Asafoetida
- Für glutenfreie Getreidesorten wie Jowar wird eine spezielle Mischung mit Ghee, Hing, Kreuzkümmel, Fenchel und Garam Masala verwendet
- Die Baghaar/Chaunk-Technik erfordert das Anbraten von Gewürzen in heißem Öl oder Ghee zur optimalen Aromaentfaltung
- Die Konsistenz gekochter Hülsenfrüchte beeinflusst maßgeblich deren Gewürzaufnahme - cremigere Texturen nehmen Aromen intensiver auf
- Gewürzmischungen für Hülsenfrüchte verbessern nicht nur den Geschmack, sondern machen die Proteine besser für den Körper verfügbar

3. 2. Moderne Interpretationen

Die Integration traditioneller ayurvedischer Gewürzkunde in die moderne Ernährung wirft spannende Fragen auf: Wie lassen sich jahrhundertealte Prinzipien der Gewürzzusammenstellung mit zeitgenössischen Ernährungsgewohnheiten vereinbaren? Welche Rolle spielen dabei kulturelle Einflüsse und neue Geschmackserlebnisse? Können traditionelle Gewürzmischungen an aktuelle Bedürfnisse angepasst werden, ohne ihre grundlegenden Wirkprinzipien zu verlieren? Die moderne Interpretation ayurvedischer Gewürzkunde steht vor der Herausforderung, bewährtes Wissen für gegenwärtige Anwendungen nutzbar zu machen. Dabei geht es nicht nur um die Anpassung von Rezepturen, sondern auch um das Verständnis der energetischen Eigenschaften von Gewürzen im Kontext heutiger Lebensweisen. Die Entwicklung zeitgemäßer Gewürzkombinationen erfordert sowohl fundierte Kenntnisse der ayurvedischen Tradition als auch ein Gespür für moderne Geschmackspräferenzen. Die folgenden Abschnitte zeigen, wie sich klassische ayurvedische Gewürzmischungen durch innovative Ansätze neu interpretieren lassen und welche überraschenden Geschmackserlebnisse dabei entstehen können.

> *„Die moderne Interpretation ayurvedischer Gewürzkombinationen verbindet jahrhundertealtes Wissen mit zeitgemäßen Zubereitungsmethoden und Geschmacksvorlieben, wobei die individuelle Anpassung an persönliche Bedürfnisse und jahreszeitliche Gegebenheiten im Vordergrund steht.“*

3. 2. 1. Zeitgemäße Gewürzkombinationen

Die moderne Interpretation ayurvedischer Gewürzkombinationen verbindet jahrhundertealtes Wissen mit zeitgemäßen Zubereitungsmethoden und Geschmacksvorlieben. Dabei steht die individuelle Anpassung an die persönlichen Bedürfnisse und jahreszeitlichen Gegebenheiten im Vordergrund [s115]. Ein grundlegendes Prinzip ist die ausgewogene Zusammenstellung von Gewürzmischungen, die vielseitig einsetzbar sind und sowohl in herzhaften Gerichten als auch in Tees Verwendung finden können [s116]. Bei der Entwicklung zeitgemäßer Gewürzkombinationen wird besonders darauf geachtet, dass sie die energetischen Eigenschaften der Lebensmittel optimal unterstützen und dabei die Verdauungskraft (agni) stärken [s117]. Für die Herbst- und Wintermonate empfiehlt sich beispielsweise eine wärmende Gewürzmischung aus gemahlenem Ingwer, schwarzem Pfeffer, Kardamom und einer Prise Zimt. Diese Kombination unterstützt nicht nur das Immunsystem, sondern gleicht auch die kühlenden Eigenschaften der Jahreszeit aus. Besonders effektiv ist diese Mischung in Verbindung mit erdenden Lebensmitteln wie Pilzen, die von Natur aus wärmende Eigenschaften besitzen [s117]. Die moderne Interpretation ermöglicht es auch, ayurvedische Prinzipien in verschiedene Küchenstile zu integrieren. So kann beispielsweise eine zeitgemäße Gewürzmischung für mediterrane Gerichte aus Kurkuma, schwarzem Pfeffer (zur besseren Bioverfügbarkeit), Koriander und Rosmarin erstellt werden. Diese Kombination vereint traditionelles ayurvedisches Wissen mit westlichen Geschmackspräferenzen [s115]. Ein wichtiger Aspekt der zeitgemäßen Gewürzkunde ist die Berücksichtigung der energetischen Qualitäten. Dabei werden Gewürze nach ihren Eigenschaften wie heiß-kalt, schwer-leicht und trocken-feucht kategorisiert [s117]. Eine ausgewogene Mischung sollte diese Eigenschaften harmonisch vereinen. Für Menschen, die zu Kälte und Trockenheit neigen, eignet sich beispielsweise eine Kombination aus wärmenden Gewürzen wie Zimt und Ingwer, ergänzt durch ausgleichende Komponenten wie Kardamom und Fenchel. Die Flexibilität moderner Interpretationen zeigt sich auch in der Anpassung an zeitgenössische Ernährungsformen. So können traditionelle Gewürzkombinationen problemlos in veganen Gerichten eingesetzt werden, etwa in Verbindung mit Kokosnussjoghurt als Trägermaterial [s115]. Eine beliebte Basis-Gewürzmischung für pflanzliche Gerichte besteht aus Kurkuma, schwarzem Pfeffer, Kreuzkümmel und

Koriander, die sowohl die Verdaulichkeit fördert als auch den Geschmack intensiviert. Für die praktische Anwendung im Alltag empfiehlt es sich, drei grundlegende Gewürzmischungen vorzubereiten: eine wärmende für die kalte Jahreszeit, eine ausgleichende für die Übergangszeiten und eine kühlende für den Sommer. Diese können dann je nach individuellen Bedürfnissen und Dosha-Typ feinjustiert werden [s115]. Die Zubereitung der Gewürze spielt ebenfalls eine wichtige Rolle. Durch kurzes Anrösten vor der Verwendung werden die ätherischen Öle aktiviert und die Verdaulichkeit verbessert. Dies ist besonders wichtig bei Gewürzen wie Kreuzkümmel und Koriander, die dadurch ihr volles Aromaspektrum entfalten können [s117]. Ein moderner Ansatz ist auch die Verwendung von Gewürzmischungen in Form von "Shots" oder Gewürzpasten, die sich leicht in den Alltag integrieren lassen. Eine grundlegende Mischung kann beispielsweise aus frisch gemahlenem Ingwer, Kurkuma, schwarzem Pfeffer und einer Prise Kardamom bestehen, die morgens mit warmem Wasser oder in einem Smoothie eingenommen wird [s118]. Die zeitgemäße Gewürzkunde berücksichtigt zudem die Wechselwirkungen zwischen verschiedenen Gewürzen und ihre synergetischen Effekte. So verstärkt schwarzer Pfeffer nicht nur die Wirkung von Kurkuma, sondern unterstützt auch die allgemeine Nährstoffaufnahme. Diese Erkenntnisse werden in modernen Gewürzmischungen gezielt genutzt, um ihre therapeutische Wirkung zu optimieren [s117].

3. 2. 2. Internationale Gewürzfusionen

Die internationale Verschmelzung von Gewürzkulturen eröffnet spannende neue Perspektiven in der ayurvedischen Gewürzkunde. Diese kulinarische Evolution zeigt, wie traditionelle Heilkunst sich mit globalen Einflüssen zu zeitgemäßen Interpretationen entwickelt [s119]. Besonders deutlich wird diese Entwicklung am Beispiel der Okinawa-Küche, die eine faszinierende Synthese aus chinesischen, japanischen und amerikanischen Einflüssen darstellt [s120]. Diese Fusion lässt sich hervorragend auf ayurvedische Gewürzkonzepte übertragen. So kann beispielsweise eine moderne Gewürzmischung für Tofu-Gerichte entwickelt werden, die sowohl ayurvedische Prinzipien als auch japanische Aromen berücksichtigt: Eine Kombination aus Kurkuma, Ingwer und Wasabi schafft nicht nur geschmackliche Harmonie, sondern unterstützt auch die Verdaulichkeit des Tofu. Die Integration nicht-indischer Gewürze in traditionelle ayurvedische Mischungen eröffnet völlig neue geschmackliche Dimensionen [s119]. Ein praktisches Beispiel ist die Kombination von ayurvedischem Kardamom mit mediterranem Rosmarin und mexikanischem Chilipulver. Diese Fusion eignet sich besonders für gegrilltes Gemüse und verleiht ihm eine komplexe Würze bei gleichzeitiger Beachtung ayurvedischer Grundprinzipien. Im Kontext moderner Catering-Konzepte zeigt sich die Vielseitigkeit internationaler Gewürzfusionen besonders eindrucksvoll [s121]. Innovative Präsentationsformen ermöglichen es, ayurvedische Gewürzkombinationen zeitgemäß zu interpretieren. So können beispielsweise kleine Gewürz-Dips in essbaren Löffeln aus Reismehl serviert werden, die verschiedene internationale Gewürzkombinationen enthalten. Eine beliebte Variation ist die Verbindung von Safran und Vanille mit einer Spur Sternanis, die sowohl als Gewürz für herzhafte Gerichte als auch für Desserts verwendet werden kann. Die Dessertküche bietet ein besonders spannendes Experimentierfeld für internationale Gewürzfusionen [s121]. Die Kombination von ayurvedischen Gewürzen mit westlichen Desserttechniken führt zu aufregenden Kreationen. Ein Beispiel ist die Interpretation einer klassischen Crème brûlée mit Safran, Kardamom und einer subtilen Note von japanischem Matcha-Tee. Diese Fusion respektiert die ayurvedischen Prinzipien der Gewürzharmonie, während sie gleichzeitig neue geschmackliche Horizonte erschließt.

Für die praktische Umsetzung im Alltag empfiehlt sich die Erstellung einer internationalen Gewürzsammlung, die flexibel kombiniert werden kann. Dabei sollten grundlegende ayurvedische Gewürze wie Kurkuma und Kardamom mit internationalen Elementen wie spanischem Safran, marokkanischer Harissa oder japanischem Shichimi Togarashi ergänzt werden. Diese können dann je nach Gericht und gewünschter Wirkung neu kombiniert werden. Die Kunst der internationalen Gewürzfusion liegt in der ausgewogenen Balance zwischen Innovation und Tradition. Dabei ist es wichtig, die energetischen Eigenschaften der verschiedenen Gewürze zu berücksichtigen und harmonisch zu vereinen. Ein praktischer Ansatz ist die Entwicklung von "Fusion-Basis-Mischungen", die dann nach Bedarf mit internationalen Elementen ergänzt werden können. Die moderne Interpretation ermöglicht es auch, ayurvedische Gewürzprinzipien in verschiedene internationale Küchenstile zu integrieren. So kann eine zeitgemäße Gewürzmischung für mediterrane Gerichte aus Kurkuma, schwarzem Pfeffer, Koriander und spanischem Safran erstellt werden. Diese Kombination vereint traditionelles ayurvedisches Wissen mit mediterranen Geschmackspräferenzen.

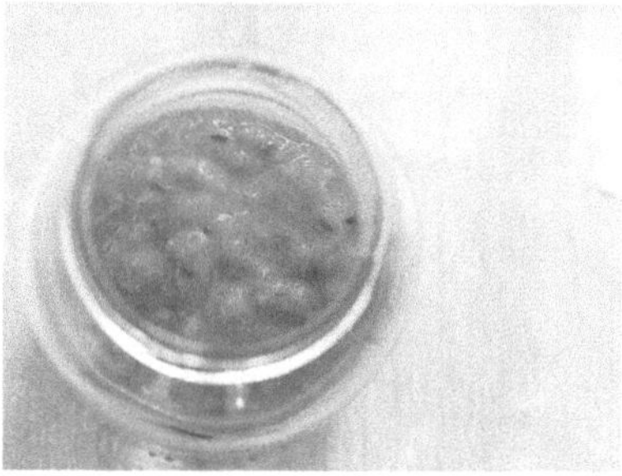

Harissa [i20]

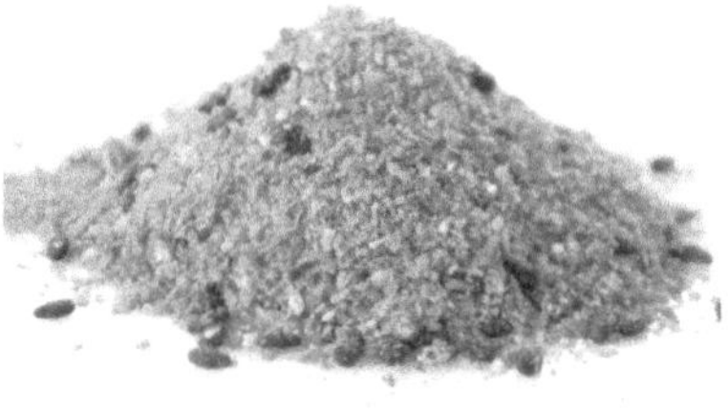

Shichimi Togarashi [i21]

Glossar

Harissa
Eine nordafrikanische scharfe Gewürzpaste aus gemahlenen Chilischoten, Knoblauch, Kreuzkümmel, Koriander und Olivenöl

Matcha
Ein zu feinem Pulver vermahlener grüner Tee aus Japan, der traditionell in der japanischen Teezeremonie verwendet wird und reich an Antioxidantien ist

Shichimi Togarashi
Eine traditionelle japanische Gewürzmischung aus sieben Zutaten, die typischerweise Chili, Sesam, Hanfsamen, Nori, Ingwer, Szechuan-Pfeffer und Zitrusschale enthält

3. 2. 3. Neue Geschmackserlebnisse

Die Erkundung neuer Geschmackserlebnisse in der modernen ayurvedischen Küche eröffnet faszinierende Möglichkeiten, traditionelle Prinzipien mit innovativen Ansätzen zu verbinden. Dabei entstehen überraschende Geschmackskompositionen, die alle Sinne ansprechen und gleichzeitig die ayurvedischen Grundsätze respektieren [s122]. Ein besonders spannendes Feld sind moderne Saucenkreationen, die traditionelle ayurvedische Gewürze mit internationalen Einflüssen kombinieren. So kann beispielsweise ein Minz-Chutney durch die Zugabe von exotischen Chili-Sorten wie Scotch Bonnet oder Ghost Pepper eine völlig neue Geschmacksdimension erhalten. Die Kunst liegt dabei in der ausgewogenen Balance zwischen Schärfe, Süße und den kühlenden Eigenschaften der Minze [s123]. Ein praktischer Tipp für die Zubereitung: Beginnen Sie mit einer kleinen Menge der scharfen Chilis und schmecken Sie schrittweise ab, da ihre Intensität die anderen Aromen nicht überdecken sollte. Die Präsentation spielt bei neuen Geschmackserlebnissen eine zentrale Rolle. Innovative Serviertechniken wie die Verwendung von Mini-Gläsern oder speziell gestalteten Platten erhöhen den visuellen Reiz und damit das gesamte Geschmackserlebnis. Eine beliebte Methode ist das "Progressive Tasting", bei dem verschiedene Variationen eines Gerichts in aufsteigender Geschmacksintensität serviert werden [s124]. So können Gäste beispielsweise drei verschiedene Interpretationen eines Curry-Gerichts probieren, beginnend mit einer milden, klassischen Version bis hin zu einer komplexen Fusion-Variante. Interaktive Elemente bereichern das kulinarische Erlebnis zusätzlich. "Make-your-own"-Stationen, an denen Gäste ihre eigenen Gewürzmischungen kreieren können, fördern das Verständnis für die Zusammenspiele verschiedener Aromen [s124]. Ein praktisches Beispiel ist eine Gewürzbar, die neben klassischen ayurvedischen Gewürzen auch internationale Komponenten anbietet. Gäste können unter fachkundiger Anleitung ihre persönliche Gewürzmischung zusammenstellen und dabei lernen, wie verschiedene Geschmacksrichtungen harmonisch kombiniert werden. Die moderne Fusionsküche zeigt eindrucksvoll, wie traditionelle ayurvedische Gerichte durch innovative Zubereitungstechniken und unerwartete Zutaten neu interpretiert werden können [s125]. Ein gelungenes Beispiel ist die Kombination von gedämpftem Gemüse mit einer Sauce aus fermentierten Chilis, Tamarinde und Kokosmilch, die sowohl ayurvedische Prinzipien als auch moderne

Geschmackstrends berücksichtigt. Besonders spannend ist die Entwicklung von Fusion-Aperitifs, die traditionelle südasiatische Zutaten mit internationalen Aromen verbinden [s124]. Ein innovatives Beispiel ist ein gewürzter Fisch-Happen, der mit einem Minz-Chutney und einer Spur fermentierter Zitrusfrüchte serviert wird. Diese Kombination schafft ein komplexes Geschmackserlebnis, das süße, würzige, salzige und saure Elemente harmonisch vereint [s122]. Die Handwerkskunst zeigt sich besonders in der sorgfältigen Abstimmung der verschiedenen Geschmackskomponenten. Jedes Element wird individuell zubereitet und trägt zur Gesamtkomposition bei [s125]. Ein praktischer Ansatz ist die "Drei-Schichten-Technik", bei der Grundaromen, Gewürze und finale Akzente separat vorbereitet und dann gezielt kombiniert werden. Für die heimische Küche empfiehlt sich das Experimentieren mit kleinen Portionen und das schrittweise Hinzufügen neuer Elemente zu bekannten Gerichten. Beginnen Sie beispielsweise mit einer klassischen Dal-Zubereitung und ergänzen Sie diese mit einer selbst kreierten Gewürzmischung, die internationale Einflüsse wie geräuchertes Paprikapulver oder getrocknete Zitrusschalen enthält. Die Authentizität moderner Saucen und Gewürzmischungen basiert auf dem respektvollen Umgang mit traditionellen Elementen bei gleichzeitiger Offenheit für neue Interpretationen [s123]. Ein gelungenes Beispiel ist die Entwicklung von Gewürzpasten, die klassische ayurvedische Gewürze mit modernen Elementen wie fermentierten Chilis oder eingelegtem Ingwer kombinieren.

Glossar

Chutney
Eine würzige oder fruchtige Sauce aus der indischen Küche, die sowohl als Beilage als auch als Dip verwendet wird. Kann süß, sauer, scharf oder eine Kombination daraus sein.

Dal
Ein traditionelles indisches Gericht aus geschälten und gespaltenen Hülsenfrüchten, das zu einer Art Suppe oder Brei gekocht wird.

Ghost Pepper
Eine der schärfsten Chilis der Welt mit über 1 Million Scoville-Einheiten, auch bekannt als Bhut Jolokia aus Indien.

Scotch Bonnet
Eine extrem scharfe Chilisorte mit einer Schärfe von 100.000-350.000 Scoville-Einheiten, die einen leicht fruchtigen Geschmack hat.

Zusammenfassung - 3. 2. Moderne Interpretationen

- Die moderne Interpretation verbindet jahrhundertealtes Wissen mit zeitgemäßen Zubereitungsmethoden unter Berücksichtigung der individuellen Bedürfnisse und Jahreszeiten
- Für die Herbst- und Wintermonate wird eine wärmende Gewürzmischung aus gemahlenem Ingwer, schwarzem Pfeffer, Kardamom und Zimt empfohlen, die besonders effektiv mit erdenden Lebensmitteln wie Pilzen harmoniert
- Die Integration ayurvedischer Prinzipien in mediterrane Küche erfolgt durch Kombinationen wie Kurkuma, schwarzer Pfeffer, Koriander und Rosmarin
- Die Okinawa-Küche demonstriert eine erfolgreiche Synthese aus chinesischen, japanischen und amerikanischen Einflüssen mit ayurvedischen Konzepten
- Innovative Präsentationsformen wie Gewürz-Dips in essbaren Löffeln aus Reismehl ermöglichen zeitgemäße Interpretationen traditioneller Kombinationen
- Die "Drei-Schichten-Technik" separiert Grundaromen, Gewürze und finale Akzente für eine präzise Geschmackskomposition
- Progressive Tasting ermöglicht das Erleben verschiedener Curry-Variationen in aufsteigender Intensität
- Die Kombination von Safran und Vanille mit Sternanis schafft vielseitig einsetzbare Fusionen für herzhafte und süße Gerichte
- Moderne Saucenkreationen verbinden traditionelle Chutneys mit exotischen Chili-Sorten wie Scotch Bonnet oder Ghost Pepper

3. 3. Dosierung und Timing

Die präzise Dosierung und das richtige Timing bei der Verwendung von Gewürzen gehören zu den grundlegendsten und zugleich anspruchsvollsten Aspekten der ayurvedischen Küche. Wie viel Gewürz ist optimal für ein bestimmtes Gericht? Wann ist der ideale Zeitpunkt für die Zugabe einzelner Komponenten? Und welche Rolle spielen Faktoren wie Temperatur, Verarbeitungsform oder Kombinationen verschiedener Gewürze? Die Antworten auf diese Fragen sind komplex und basieren sowohl auf traditionellem Wissen als auch auf modernen wissenschaftlichen Erkenntnissen. Während einige Grundregeln universell gelten, erfordern viele Aspekte der Gewürzdosierung ein tiefes Verständnis der spezifischen Eigenschaften jedes einzelnen Gewürzes. Die Kunst der präzisen Würzung liegt dabei nicht nur in der Menge, sondern auch im Zusammenspiel von Zeit, Temperatur und Verarbeitungsmethode. Die folgenden Ausführungen bieten einen systematischen Einblick in die Prinzipien der Gewürzdosierung und zeigen auf, wie sich durch geschicktes Timing die volle Kraft der Gewürze entfalten lässt.

„Bei langsam gekochten Gerichten wie Eintöpfen ist es essentiell, bereits zu Beginn des Kochprozesses eine Grundwürzung mit Salz vorzunehmen, damit sich die Aromen gleichmäßig verteilen können."

---

3. 3. 1. Grundlagen der Gewürzdosierung

Die richtige Dosierung von Gewürzen ist eine Kunst, die Erfahrung, Fingerspitzengefühl und grundlegendes Verständnis erfordert. Ein zentraler Aspekt ist das Timing der Würzung, das maßgeblich zum Geschmacksergebnis beiträgt [s126]. Bei langsam gekochten Gerichten wie Eintöpfen oder Schmorgerichten ist es essentiell, bereits zu Beginn des Kochprozesses eine Grundwürzung mit Salz vorzunehmen. Dies ermöglicht es den Aromen, sich gleichmäßig im Gericht zu verteilen und mit den anderen Zutaten zu verschmelzen. Besonders wichtig ist das Prinzip der schrittweisen Würzung. Statt alle Gewürze auf einmal hinzuzufügen, empfiehlt es sich, in mehreren Phasen zu würzen und zwischendurch immer wieder zu probieren [s126]. Dies lässt sich gut am Beispiel einer klassischen Gemüsesuppe demonstrieren: Zunächst wird das Gemüse mit einer Prise Salz angeschwitzt, um die Grundaromen zu entwickeln. Nach Zugabe der Flüssigkeit erfolgt eine zweite moderate Salzgabe. Erst kurz vor dem Servieren wird final abgeschmeckt. Die Temperatur spielt eine entscheidende Rolle bei der Geschmackswahrnehmung [s126]. Warme Speisen schmecken anders als kalte, weshalb es wichtig ist, bei der beabsichtigten Serviertemperatur abzuschmecken. Ein praktisches Beispiel hierfür ist ein Kartoffelsalat: Warm zubereitet erscheint er oft zu stark gewürzt, kalt serviert entfaltet sich dann aber erst der volle, ausgewogene Geschmack. Bei der Verwendung von Gewürzmischungen, wie beispielsweise für Masala-Tee, ist die Dosierung besonders komplex [s127]. Die Stärke des Getränks wird nicht nur durch die Menge der verwendeten Gewürze bestimmt, sondern auch durch die Ziehzeit und das Verhältnis der einzelnen Komponenten zueinander. Ein bewährter Ansatz ist es, mit standardisierten Mengen zu beginnen und diese dann nach persönlichem Geschmack anzupassen.

Eine wichtige Grundregel ist die Berücksichtigung der natürlichen Salzigkeit der Zutaten [s126]. Zutaten wie Käse, eingelegte Gemüse oder Sojasauce bringen bereits Salz mit ins Gericht. Bei der Zubereitung einer Asia-Pfanne beispielsweise sollte man zunächst die salzigen Komponenten wie Sojasauce oder Austernsoße einarbeiten und erst dann entscheiden, ob zusätzliches Salz notwendig ist. Die Geschmacksnerven können während des Kochens und Probierens ermüden [s126]. Eine bewährte Methode ist es, nach dem ersten Abschmecken eine kurze Pause einzulegen und dann erneut zu probieren. Ein Schluck Wasser oder ein Bissen neutrales Brot können helfen, die Geschmacksnerven zurückzusetzen. Individuelle Geschmackspräferenzen und Empfindlichkeiten spielen eine wichtige Rolle [s126]. Während manche Menschen eine kräftige Würzung bevorzugen, reagieren andere empfindlich auf zu viel Salz oder scharfe Gewürze. Bei der Zubereitung für mehrere Personen ist es ratsam, eher zurückhaltend zu würzen und zusätzliche Gewürze zum Nachwürzen anzubieten. Eine traditionelle Methode, die besonders bei der Zubereitung von Gewürztees Anwendung findet, ist das Einweichen der Gewürze über Nacht [s127]. Dies ermöglicht eine sanftere Extraktion der Aromen und kann zu einem ausgewogeneren Geschmacksergebnis führen. Am nächsten Morgen werden die eingeweichten Gewürze dann zusammen mit frischen Teeblättern und Milch aufgekocht.

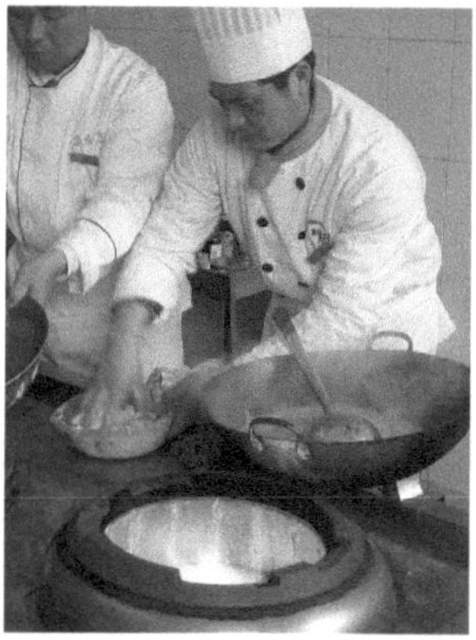

Asia-Pfanne [i22]

Die Kunst der Gewürzdosierung erfordert auch ein Verständnis für die Wechselwirkungen zwischen verschiedenen Gewürzen. Manche Gewürze verstärken sich gegenseitig, andere können sich neutralisieren. Ein klassisches Beispiel ist die Kombination von Chili und Kreuzkümmel in der indischen Küche, die sich geschmacklich ergänzen und eine komplexe Aromatiefe erzeugen.

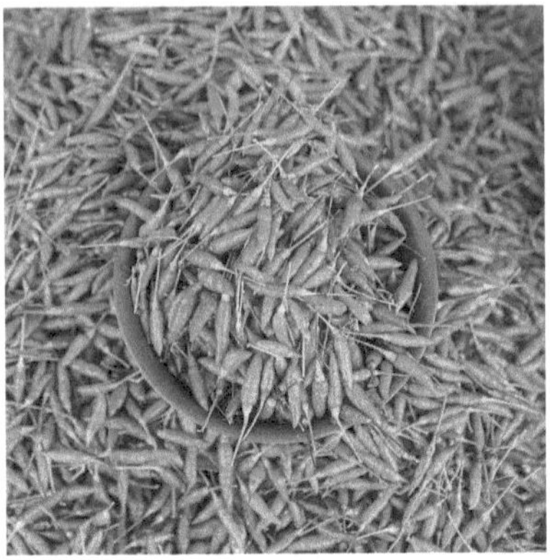

Chili [i23]

Glossar

Masala

Eine indische Bezeichnung für Gewürzmischungen, die nach bestimmten Rezepturen aus verschiedenen gemahlenen Gewürzen hergestellt werden. Jede Region und Familie hat oft ihre eigenen geheimen Masala-Rezepte.

3. 3. 2. Zeitpunkt der Gewürzzugabe

Der richtige Zeitpunkt der Gewürzzugabe ist entscheidend für das Gelingen eines Gerichts und folgt bestimmten Grundprinzipien. Bei der Zubereitung von Gerichten mit verschiedenen Komponenten ist die Reihenfolge besonders wichtig - dichte Zutaten wie Gemüse werden zuerst hinzugefügt, gefolgt von Fleisch und erst zum Schluss kommen empfindliche Zutaten wie Meeresfrüchte hinzu [s128]. Dies gewährleistet, dass jede Zutat optimal gegart wird und ihre Aromen bestmöglich zur Geltung kommen.

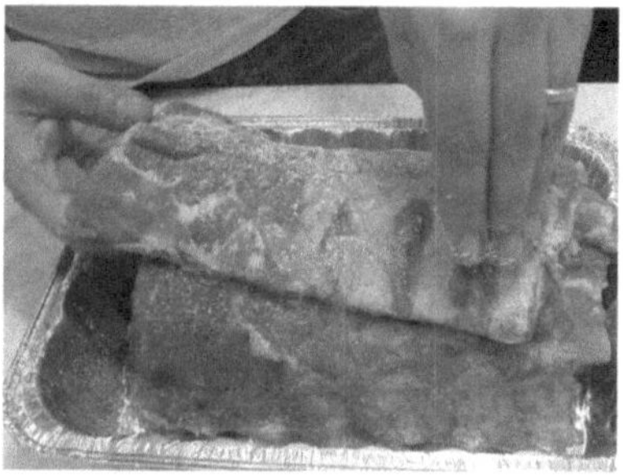

Gewürzzugabe [i24]

Das Timing beim Salzen spielt eine besondere Rolle und variiert je nach Zutat. Bei Teigwaren beispielsweise ist es essentiell, das Kochwasser bereits vor dem Hinzufügen der Pasta ausreichend zu salzen. Dies ermöglicht eine gleichmäßige Geschmacksdurchdringung während des Kochprozesses [s129]. Ähnlich verhält es sich bei getrockneten Hülsenfrüchten, die ebenfalls im Kochwasser gesalzen werden sollten, um einen ausgewogenen Geschmack zu erzielen. Bei der Fleischzubereitung empfiehlt sich eine vorausschauende Planung: Idealerweise wird das Fleisch bereits einige Stunden vor dem Kochen gesalzen. Dies ermöglicht es dem Salz, tief in das Fleisch

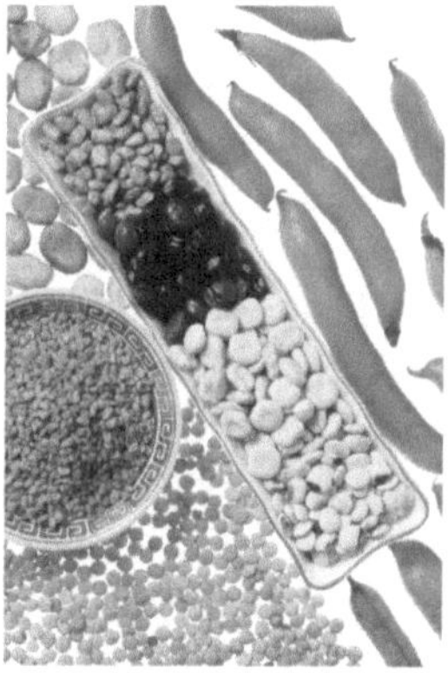

Hülsenfrüchte [i25]

einzudringen und es von innen heraus zu würzen [s129]. Ein praktischer Tipp ist es, das Fleisch am Vorabend zu salzen und abgedeckt im Kühlschrank ruhen zu lassen. Bei der Zubereitung am nächsten Tag wird man mit einem intensiveren und gleichmäßigeren Geschmack belohnt.

Besondere Aufmerksamkeit erfordern wasserhaltige Zutaten wie Pilze. Diese sollten erst kurz vor Ende der Garzeit gesalzen werden [s129]. Der Grund dafür liegt in der osmotischen Wirkung des Salzes - zu frühes Salzen würde zu viel Feuchtigkeit aus den Pilzen ziehen und ihre Textur beeinträchtigen. Ein bewährter Ansatz ist es, Pilze zunächst scharf anzubraten, um Röstaromen zu entwickeln, und erst in den letzten 2-3 Minuten der Garzeit zu salzen.

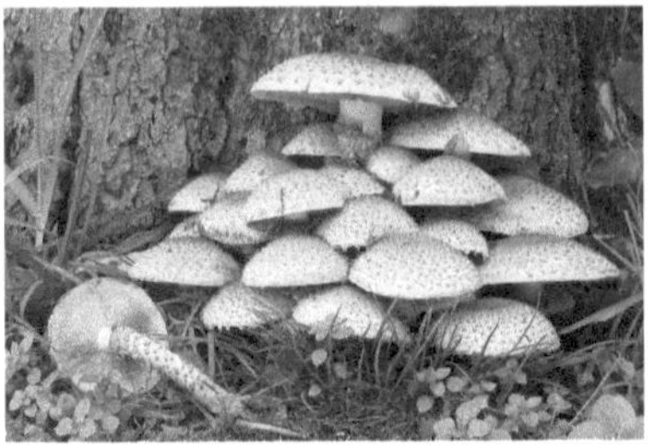

Pilze [i26]

Die Verwendung von Marinaden erfordert besonderes Fingerspitzengefühl bei der Dosierung und dem Timing. Die Kombination von Salz, Gewürzen und Säure kann durch osmotische Prozesse den Geschmack intensivieren [s130]. Dabei ist es wichtig, die verschiedenen Einflüsse der Marinadenkomponenten zu berücksichtigen. Ein praktisches Beispiel: Bei einer Fleischmarinade sollte die Säure (etwa Zitrone oder Essig) erst kurz vor dem Garen hinzugefügt werden, da sie das Fleisch sonst zu stark "vorgart" und zäh werden lässt. Für die meisten Alltagsgerichte gilt die Grundregel, dass die finale Würzung erst gegen Ende der Garzeit erfolgen sollte [s131]. Dies ermöglicht es, den Geschmack präzise zu justieren und Überwürzung zu vermeiden. Vor dem Servieren ist es unerlässlich, das Gericht zu probieren und kritisch zu bewerten - sind die Aromen ausgewogen oder fehlt noch etwas? Ein hilfreiches Vorgehen ist es, sich beim Abschmecken die Frage zu stellen: "Schmeckt es nur salzig, oder schmeckt es wirklich gut?" Die Kunst des richtigen Würzungs-Timings erfordert Erfahrung und aufmerksames Kochen. Ein systematischer Ansatz, bei dem man sich Notizen zu gelungenen Gerichten macht und das Timing dokumentiert, kann dabei helfen, ein Gefühl für den optimalen Würzungszeitpunkt zu entwickeln. Mit der Zeit entwickelt

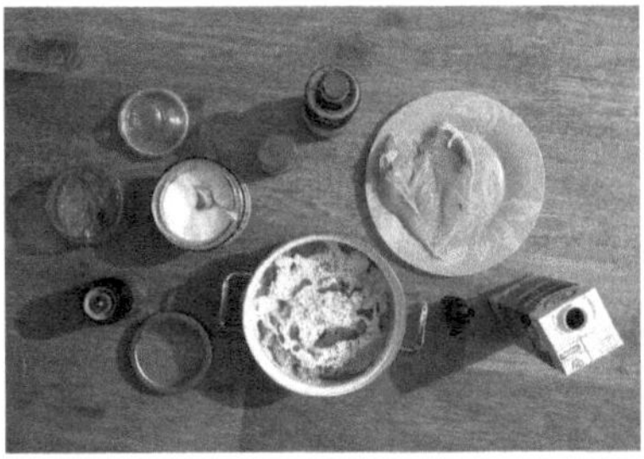

Marinaden [i27]

sich ein intuitives Verständnis dafür, wann welche Gewürze ihre optimale Wirkung entfalten.

Glossar

Marinade
Eine würzige Flüssigkeit aus Öl, Säuren und Gewürzen, die zum Einlegen von Lebensmitteln verwendet wird, um diese geschmacklich zu verfeinern und zarter zu machen.

osmotisch
Beschreibt den Vorgang, bei dem Flüssigkeiten durch eine halbdurchlässige Membran wandern. In der Küche tritt dieser Effekt auf, wenn Salz Wasser aus Lebensmitteln zieht.

3. 3. 3. Intensität der Aromen

Die Intensität der Aromen in der ayurvedischen Gewürzkunde folgt komplexen Prinzipien, die weit über die bloße Mengendosierung hinausgehen. Ein grundlegendes Verständnis dieser Zusammenhänge ermöglicht es, die volle Kraft der Gewürze optimal zu nutzen. Besonders interessant ist dabei die Erkenntnis, dass selbst kleine Mengen frischer Kräuter die antioxidative Kapazität einer Mahlzeit um das Zwei- bis Vierfache steigern können [s132]. Die Oberflächenbehandlung der Gewürze spielt eine zentrale Rolle bei der Aromaentfaltung. Am Beispiel von Ingwer wird dies besonders deutlich: Je kleiner die Stücke geschnitten werden, desto größer ist die Kontaktfläche und damit die Geschmacksintensität im fertigen Gericht [s133]. Diese Erkenntnis lässt sich auf viele andere Gewürze übertragen. Bei der Zubereitung von Gewürztees etwa sollten Zimtstangen zerbrochen oder grob gemahlen werden, um ihre ätherischen Öle besser freizusetzen. Die Extraktionszeit hat einen maßgeblichen Einfluss auf die Aromaintensität. Bei Tees variiert die optimale Ziehzeit je nach gewünschter Stärke und verwendeter Sorte [s134]. Ein praktischer Ansatz ist es, nach 3-4 Minuten erstmals zu probieren und dann in Minutenintervallen die gewünschte Intensität zu erreichen. Bei der Verwendung von Tinkturen ist zu beachten, dass frische Pflanzen optimal sind, da beim Trocknen wichtige Aromakomponenten verloren gehen können [s135]. Die Kombination mit Fetten spielt eine überraschend wichtige Rolle bei der Aromaentfaltung. Die Zugabe von Fett, beispielsweise in Form von ghee oder Öl, kann die bioverfuegbarkeit der Wirkstoffe deutlich erhöhen [s134]. In der praktischen Anwendung bedeutet dies, dass beispielsweise ein Curry-Gewürzmix zunächst in heißem Öl angeröstet werden sollte, um die fettlöslichen Aromakomponenten optimal zu extrahieren. Die Dosierung sollte stets schrittweise erfolgen, wobei für Anfänger die "Start low, go slow"-Methode empfohlen wird. Bei Gewürztees etwa ist es ratsam, mit einer halben Tasse (125 ml) pro Tag zu beginnen und die Menge dann nach Bedarf zu steigern [s134]. Die Wirkung setzt typischerweise nach 30-90 Minuten ein und kann mehrere Stunden anhalten. Bei der Herstellung von Gewürzmischungen ist die separate Verarbeitung einzelner Komponenten oft vorteilhaft. Dies ermöglicht es, die spezifischen Extraktionsbedürfnisse jedes Gewürzes zu berücksichtigen [s135]. Ein praktisches Beispiel ist die Zubereitung einer komplexen masala-Mischung: Während robuste Gewürze wie Kardamom

länger erhitzt werden können, sollten empfindlichere Komponenten wie Safran erst später hinzugefügt werden. Die Haltbarkeit und Lagerung beeinflussen die Aromaintensität maßgeblich. Tinkturen beispielsweise bleiben sechs bis zehn Jahre wirksam, wobei einige ihre optimale Potenz innerhalb der ersten drei Jahre entfalten [s135]. Bei der Aufbewahrung von Gewürzen ist es wichtig, sie vor Licht, Wärme und Feuchtigkeit zu schützen, um ihre aromatischen Eigenschaften zu bewahren.
Ein interessanter Aspekt ist die Verwendung von Glycerin zur Stabilisierung von Gewürzextrakten. Die Zugabe von 10% Glycerin kann besonders bei tanninreichen Zubereitungen helfen, die Bindung und das Ausfällen von Wirkstoffen zu verlangsamen [s135]. Dies ist besonders relevant bei der Herstellung von konzentrierten Gewürzextrakten für therapeutische Zwecke.
Die wissenschaftliche Forschung hat gezeigt, dass bereits kleine Mengen von Gewürzen signifikante Wirkungen entfalten können. Randomisierte kontrollierte Studien belegen, dass schon ein halber bis eineinhalb Teelöffel bestimmter Gewürze pro Tag ausreichen, um die antioxidative Wirkung deutlich zu steigern [s132]. Dies unterstreicht die Bedeutung der präzisen Dosierung auch bei kleinen Mengen.

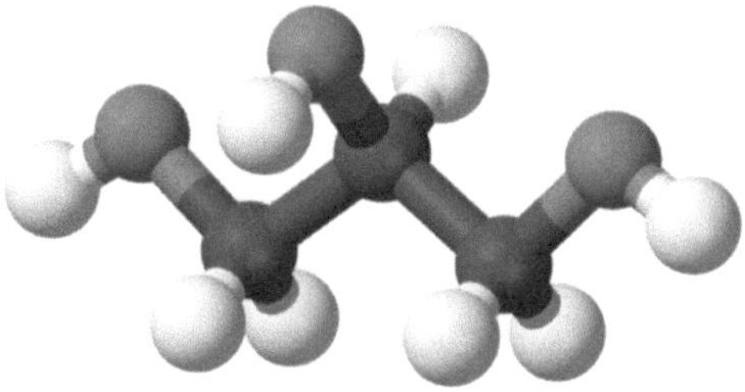

Glycerin [i28]

Zusammenfassung - 3. 3. Dosierung und Timing

- Schrittweise Würzung in mehreren Phasen verbessert die Geschmacksentwicklung und Aromakontrolle
- Die Geschmackswahrnehmung variiert stark mit der Serviertemperatur - warme Speisen benötigen andere Würzung als kalte
- Osmotische Prozesse beeinflussen die Textur wasserreicher Zutaten wie Pilze, daher erst spät salzen
- Einweichen von Gewürzen über Nacht ermöglicht sanftere Aromaextraktion bei Gewürztees
- Kleine Mengen frischer Kräuter können die antioxidative Kapazität einer Mahlzeit um das 2-4-fache steigern
- Die Oberflächenbehandlung der Gewürze bestimmt maßgeblich die Aromafreisetzung
- Fette wie Ghee erhöhen die Bioverfügbarkeit der Wirkstoffe in Gewürzen signifikant
- 10% Glycerin-Zugabe verlangsamt die Ausfällung von Wirkstoffen in tanninreichen Zubereitungen
- Gewürztinkturen behalten ihre Wirksamkeit 6-10 Jahre, mit optimaler Potenz in den ersten 3 Jahren
- Bereits 0,5-1,5 Teelöffel bestimmter Gewürze täglich reichen für messbare antioxidative Effekte

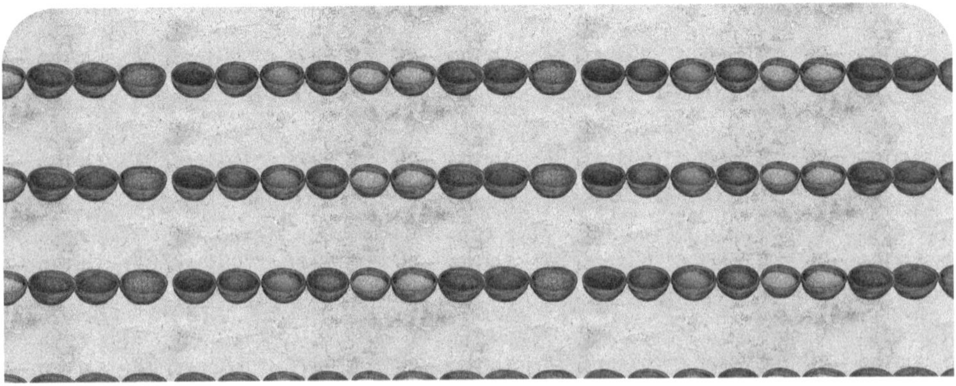

Rückblick - 3. Gewürzmischungen und Anwendungen

- Die Tradition der Basis-Gewürzmischungen reicht bis ins Mittelalter zurück und hat sich als fundamentaler Bestandteil verschiedener Küchenkulturen etabliert.
- In der äthiopischen Küche spielt Berbere eine zentrale Rolle als unverzichtbare Grundgewürzmischung für Wot-Gerichte.
- Die Technik des Baghaar oder Chaunk, bei der Gewürze in heißem Öl oder Ghee angebraten werden, entfaltet die ätherischen Öle optimal.
- Die Okinawa-Küche zeigt eine faszinierende Synthese aus chinesischen, japanischen und amerikanischen Gewürzeinflüssen.
- Kleine Mengen frischer Kräuter können die antioxidative Kapazität einer Mahlzeit um das Zwei- bis Vierfache steigern.
- Die Zugabe von 10% Glycerin kann bei tanninreichen Zubereitungen die Bindung und das Ausfällen von Wirkstoffen verlangsamen.
- Bei der Fleischzubereitung sollte bereits einige Stunden vor dem Kochen gesalzen werden, damit das Salz tief eindringen kann.
- Wasserhaltige Zutaten wie Pilze sollten erst kurz vor Ende der Garzeit gesalzen werden, um ihre Textur nicht zu beeinträchtigen.
- Die Integration nicht-indischer Gewürze in traditionelle ayurvedische Mischungen eröffnet völlig neue geschmackliche Dimensionen.
- Die Kunst der Gewürzmischungen liegt nicht nur in der richtigen Zusammenstellung, sondern auch in der ausgewogenen Dosierung.
- Mit diesem theoretischen Fundament ausgestattet, wird es nun spannend zu sehen, wie sich diese Prinzipien in der praktischen Anwendung bewähren.

4. Praktische Gewürzanwendung

Die praktische Anwendung von Gewürzen ist eine Kunst, die weit über das simple Würzen hinausgeht. Wie entfalten sich die subtilen Aromen verschiedener Gewürze am besten? Welche Rolle spielt die Verarbeitungsmethode für Geschmack und gesundheitliche Wirkung? Und weshalb macht es einen Unterschied, ob Gewürze geröstet, gemörsert oder als Paste zubereitet werden? Die ayurvedische Tradition hat über Jahrtausende Techniken entwickelt, um das volle Potential von Gewürzen zu erschließen. Dabei geht es nicht nur um Geschmack, sondern auch um die optimale Freisetzung ihrer therapeutischen Eigenschaften. Von der richtigen Rösttemperatur bis zur idealen Einweichzeit - jedes Detail hat Einfluss auf das Endergebnis. Die folgenden Seiten führen Sie durch die wichtigsten praktischen Methoden der Gewürzverarbeitung und zeigen, wie Sie diese Techniken in Ihrer eigenen Küche erfolgreich anwenden können. Dabei werden Sie entdecken, dass selbst kleine Änderungen in der Zubereitung große Unterschiede im Geschmackserlebnis bewirken können.

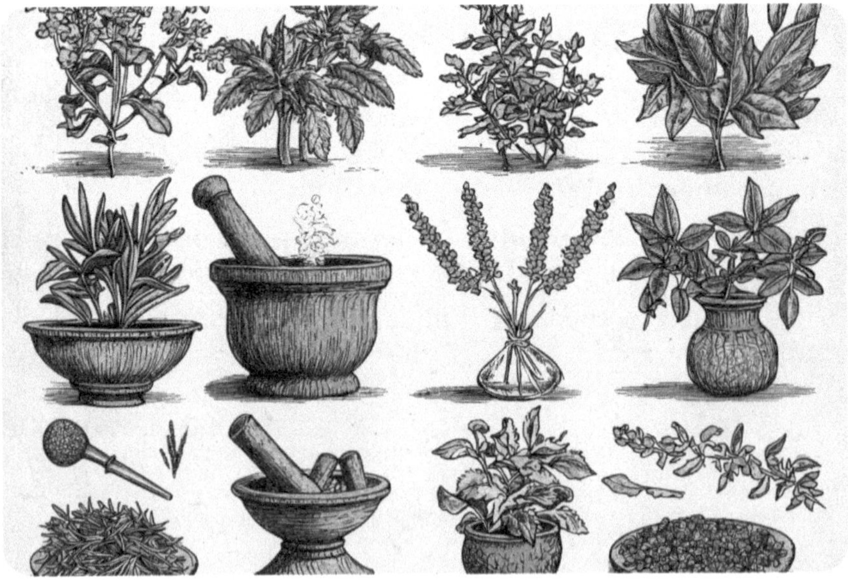

4. 1. Gewürzzubereitung

Die Zubereitung von Gewürzen ist eine Kunst, die über Jahrtausende perfektioniert wurde. Wie entfalten Gewürze ihr volles Aroma? Welche Techniken ermöglichen die optimale Freisetzung ihrer wertvollen Inhaltsstoffe? Von der traditionellen Röstung über das sorgfältige Mahlen bis hin zur Herstellung komplexer Gewürzpasten - jeder Verarbeitungsschritt folgt präzisen Prinzipien, die das finale Geschmackserlebnis maßgeblich beeinflussen. Die ayurvedische Gewürzzubereitung vereint dabei praktisches Handwerk mit tiefgreifendem Wissen um die Wirkung der Gewürze. Welche Rolle spielt die Temperatur beim Rösten? Wann ist der optimale Zeitpunkt zum Mahlen? Und wie lassen sich die gewonnenen Aromen am besten konservieren? Die folgenden Seiten führen systematisch durch die wichtigsten Techniken der Gewürzzubereitung und zeigen, wie sich aus einfachen Gewürzen komplexe Geschmackserlebnisse entwickeln lassen.

„Ganze Gewürze sollten erst nach dem Rösten gemahlen werden, da vorgemahlene Gewürze schnell an Intensität verlieren und sich weniger gut für den Röstprozess eignen."

4. 1. 1. Rösten von Gewürzen

Das Rösten von Gewürzen ist eine fundamentale Technik in der ayurvedischen Küche, die den Geschmack der Speisen maßgeblich beeinflusst und die gesundheitlichen Eigenschaften der Gewürze zur vollen Entfaltung bringt [s136]. Diese Praxis, die auch als tadka oder Temperierung bekannt ist, kann auf verschiedene Arten durchgeführt werden, wobei jede Methode ihre eigenen charakteristischen Geschmacksnuancen hervorbringt [s137]. Bei der traditionellen Trockenröstung werden die Gewürze ohne Fettzugabe erhitzt, was zu einer tiefgreifenden Geschmacksveränderung führt. Dabei entweichen die flüchtigen Aromastoffe und es entwickeln sich neue, komplexere Geschmacksnoten [s137]. Im Gegensatz dazu verstärkt das Rösten in Öl die ursprünglichen Aromen und macht sie intensiver, wobei die Gewürze ein helleres und frischeres Aroma behalten [s137]. Es haben sich drei Hauptmethoden zum Rösten von Gewürzen etabliert: Das Rösten in kleinen Mengen Öl, die langsame Röstung mit Zwiebeln und das schnelle, intensive Rösten in heißem Öl [s137]. Bei der ersten Methode beginnt man typischerweise mit den größeren, robusteren Gewürzen und fügt dann nach und nach kleinere Samen hinzu. Dabei ist es wichtig, eine schwere Pfanne zu verwenden und die Hitze sorgfältig zu kontrollieren [s136]. Für optimale Ergebnisse sollte man folgende praktische Anweisungen beachten: Die Pfanne auf mittlerer bis niedriger Hitze erwärmen und die Gewürze kontinuierlich mit einem Holzlöffel bewegen, um ein gleichmäßiges Rösten zu gewährleisten und Anbrennen zu vermeiden [s136]. Ein konkretes Beispiel ist das Rösten von Kreuzkümmel: Sobald die ersten Samen zu knacken beginnen und ihr charakteristisches Aroma freisetzen, können weitere Gewürze wie Senfkörner oder Curryblätter hinzugefügt werden [s138]. Die langsame Röstmethode, besonders geeignet für cremige Saucen, erfordert Geduld und Aufmerksamkeit. Hierbei werden die Gewürze zusammen mit Zwiebeln sanft und langsam erhitzt, wodurch sich die Aromen allmählich entwickeln können [s137]. Diese Methode eignet sich besonders gut für komplexe Gewürzmischungen, bei denen verschiedene Gewürzarten harmonisch miteinander verschmelzen sollen. Die schnelle Röstmethode wird häufig als finaler Schritt eingesetzt, um dem fertigen Gericht eine aromatische Note zu verleihen. Dabei werden die Gewürze kurz in sehr heißem Öl geröstet und dann direkt über das Gericht gegossen [s137]. Diese Technik wird beispielsweise bei der Verfeinerung von Dhal oder Reisgerichten angewendet. Besondere Aufmerksamkeit verdient die Verwendung von ghee oder Öl beim Rösten. Die Gewürze sollten bei niedriger Hitze geröstet werden, bis sie ihr volles Aroma entfalten [s139]. Dies gilt besonders für empfindliche Gewürze wie Curryblätter, die schnell verbrennen können [s140]. Ein praktischer Tipp ist es, die Hitze sofort zu reduzieren, sobald die ersten Gewürze zu duften beginnen. Interessanterweise gibt es auch kritische Stimmen zum Rösten von Gewürzen. Einige Experten argumentieren, dass durch zu starkes Erhitzen wertvolle aromatische Öle verloren gehen können [s141]. Um diesem entgegenzuwirken, empfiehlt es sich, die Röstzeit auf etwa 10 Minuten zu begrenzen und die aromatherapeutischen Eigenschaften der ätherischen Öle optimal zu nutzen [s136]. Für die beste Geschmacksentfaltung sollten stets ganze Gewürze verwendet werden, die erst nach dem Rösten gemahlen werden. Vorgemahlene Gewürze verlieren schnell an Intensität und eignen sich weniger gut für den Röstprozess [s136]. Ein praktisches Beispiel ist die Zubereitung von garam_masala: Die ganzen Gewürze werden zunächst einzeln geröstet, dann zusammen gemahlen, wodurch sich ein reichhaltiges, komplexes Aromaprofil entwickelt. Die Reihenfolge beim Hinzufügen der Gewürze spielt eine wichtige Rolle: Robuste Gewürze wie Zimt oder Kardamom kommen zuerst in die Pfanne, gefolgt von empfindlicheren Samen wie Kreuzkümmel oder Koriander [s137]. Diese Technik ermöglicht es, dass jedes Gewürz sein optimales Aromaprofil entwickeln kann, ohne zu verbrennen oder bitter zu werden.

4. 1. 2. Mahlen und Mörsern

Das Mahlen und Mörsern von Gewürzen ist eine fundamentale Technik in der ayurvedischen Gewürzzubereitung, die maßgeblich zur Entfaltung der Aromen und therapeutischen Eigenschaften beiträgt. Die traditionelle Methode mit Mörser und Stößel nimmt dabei eine besondere Stellung ein, da sie die Zellstrukturen der Gewürze optimal aufbricht und die wertvollen ätherischen Öle sowie Terpene aktiviert [s142]. Die Wahl des richtigen Mörsers ist entscheidend für ein optimales Mahlergebnis. Granitmörser haben sich als besonders vielseitig erwiesen und eignen sich hervorragend zum Zerkleinern und Mahlen harter Gewürze. Marmormörser hingegen entfalten ihre Stärken bei der Verarbeitung frischer Zutaten, Nüsse und Knoblauch [s142]. Ein praktischer Tipp für die Auswahl: Achten Sie auf geriffelte Innenseiten des Mörsers, da diese eine bessere Abriebwirkung bieten und das Mahlen erleichtern [s142]. Bei der Arbeit mit Mörser und Stößel gilt es, einige wichtige Grundregeln zu beachten: Die Schüssel sollte nie mehr als zur Hälfte gefüllt werden, um ein unkontrolliertes Herumfliegen der Gewürze zu vermeiden [s143]. Ein gefaltetes Handtuch unter dem Mörser schützt nicht nur die Arbeitsfläche, sondern dämpft auch die Geräusche beim Mörsern [s143]. Die Form des Mörsers spielt ebenfalls eine wichtige Rolle - ein breiter Boden mit hohen, sanft geneigten Wänden bietet die optimale Mahlfläche [s142]. Für diejenigen, die keinen Mörser zur Hand haben, gibt es auch alternative Methoden: Mit alltäglichen Küchenutensilien wie Backpapier, einem Holzrollingpin und einem stabilen Schneidebrett lassen sich Gewürze ebenfalls effektiv mahlen [s144]. Dabei ist es wichtig, während des Mahlvorgangs regelmäßige Pausen einzulegen und die Gewürze zu schütteln, um ein gleichmäßiges Ergebnis zu erzielen [s144].

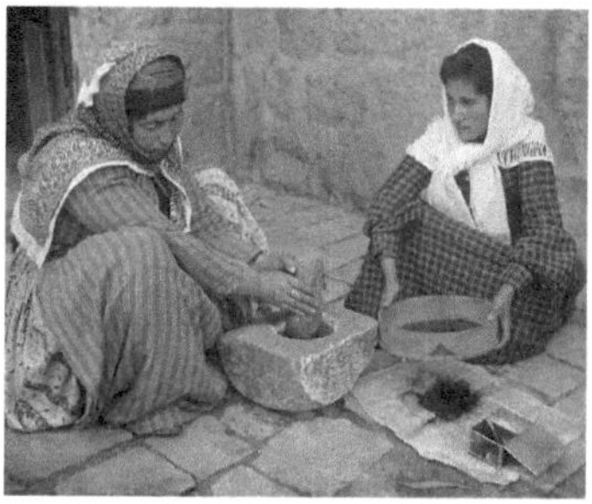

Mörser [i29]

Eine besonders beliebte Anwendung von Mörser und Stößel ist die Herstellung von Gewürzpasten, die als aromatische Basis für verschiedene Gerichte dienen [s143]. Ein klassisches Beispiel ist die Zubereitung einer Chilipaste: Chilis, Knoblauch und Schalotten werden dabei zu einer homogenen Masse zerstoßen, die sich perfekt als Würzgrundlage eignet [s143]. Viele Köche schwören trotz des höheren Arbeitsaufwands auf diese traditionelle Methode, da sie die Aromen besonders intensiv freisetzt [s143]. Die Pflege des Mörsers verdient besondere Aufmerksamkeit: Eine schonende Reinigung mit warmem Wasser ist meist ausreichend, während Seife vermieden werden sollte, um die Oberfläche nicht zu beschädigen [s142]. Nach der Reinigung sollte der Mörser gründlich getrocknet werden, um seine Langlebigkeit zu gewährleisten. Für ein besonders feines Mahlergebnis empfiehlt es sich, die zerstoßenen Gewürze durch ein grobes Sieb zu sieben [s144]. Diese zusätzliche Stufe ermöglicht eine gleichmäßigere Konsistenz und entfernt größere Partikel, die möglicherweise nicht vollständig zerkleinert wurden. Die Kombination verschiedener Gewürze beim Mahlen sollte wohlüberlegt sein und sich nach der jeweiligen Hauptzutat richten [s143]. Dabei ist es ratsam, mit kleinen Mengen zu beginnen und sich langsam an die gewünschte Intensität heranzutasten. Die frisch gemahlenen Gewürze entfalten ein deutlich

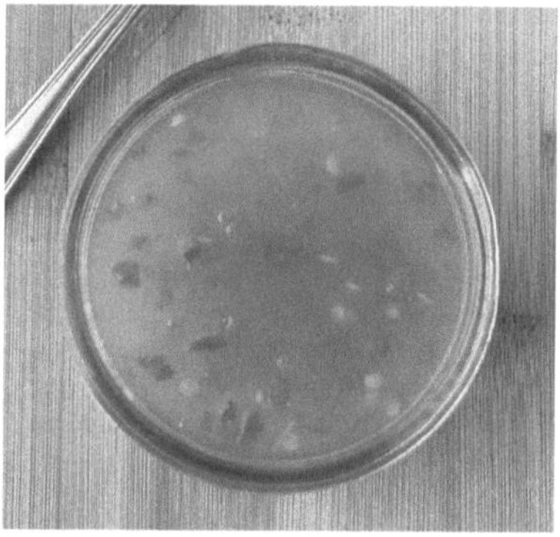

Chilipaste [i30]

intensiveres Aroma als fertig gemahlene Produkte und tragen so maßgeblich zur Geschmackstiefe der Gerichte bei.

Glossar

Terpene

Natürliche chemische Verbindungen in Pflanzen, die für den charakteristischen Geruch verantwortlich sind und gesundheitsfördernde Eigenschaften haben können

4. 1. 3. Einweichen und Aktivieren

Das Einweichen und Aktivieren von Gewürzen, Hülsenfrüchten und anderen Zutaten ist ein wichtiger Prozess in der ayurvedischen Küche, der nicht nur die Verdaulichkeit verbessert, sondern auch die Geschmacksentfaltung optimiert [s145]. Diese traditionelle Methode basiert auf dem Verständnis, dass bestimmte Inhaltsstoffe erst durch gezielte Vorbehandlung ihr volles Potential entfalten können. Bei Hülsenfrüchten wie Linsen ist das Einweichen besonders wichtig für die Verdaulichkeit. Idealerweise werden sie mehrere Stunden in reichlich kaltem Wasser eingeweicht, wobei das Einweichwasser vor dem Kochen abgegossen wird [s145]. Dies reduziert schwer verdauliche Proteine und verkürzt die spätere Kochzeit erheblich. Ein praktisches Beispiel: Während nicht eingeweichte Bohnen etwa 45-60 Minuten Kochzeit benötigen, reduziert sich diese bei vorher eingeweichten Bohnen auf etwa 30 Minuten [s146]. Beim Kochprozess selbst gibt es einige wichtige Details zu beachten: Wenn sich Schaum an der Oberfläche bildet, sollte dieser abgeschöpft werden, da er schwer verdauliche Proteine enthält [s145]. Ein bewährter Tipp aus der ayurvedischen Praxis ist es, erst nach dem Kochen zu salzen, da Salz den Kochprozess verlängern würde [s146]. Die Zugabe eines Spritzers Zitrone oder Limettensaft am Ende des Kochvorgangs aktiviert zusätzlich die Verdauungsenzyme [s145]. Auch bei Gewürzen spielt das Einweichen eine wichtige Rolle für die Geschmacksentfaltung. Bestimmte Gewürze entfalten ihr volles Aroma erst nach einem kurzen Bad in heißem Wasser [s147]. Diese Methode ist besonders effektiv bei hochwertigen Gewürzen - minderwertige Produkte werden auch durch Einweichen keine befriedigende Geschmacksentwicklung zeigen [s147]. Ein praktisches Beispiel ist die Vorbereitung von getrockneten Chilischoten: Durch das Einweichen in heißem Wasser für einige Minuten werden sie weicher und geben ihre Aromen später besser an das Gericht ab. Die Temperatur spielt bei allen Einweich- und Aktivierungsprozessen eine wichtige Rolle. Während Hülsenfrüchte in kaltem Wasser eingeweicht werden, benötigen viele Gewürze heißes Wasser für optimale Ergebnisse [s147]. Die fertigen Gerichte sollten dann vorzugsweise warm serviert werden, besonders in der kalten Jahreszeit, um die Verdauung zu unterstützen [s145]. Ein weiterer wichtiger Aspekt ist die Qualitätskontrolle während des Einweichens. Bei Hülsenfrüchten sollte das Wasser klar und frei von Schwebstoffen sein. Schwimmende oder verfärbte Exemplare sollten aussortiert werden. Nach dem Einweichen ist es ratsam, die Hülsenfrüchte gründlich abzuspülen, bevor sie weiterverarbeitet werden [s145]. Die Einweichzeit variiert je nach Zutat und gewünschtem Ergebnis. Während einige Gewürze nur wenige Minuten benötigen, profitieren Hülsenfrüchte von einer längeren Einweichzeit, idealerweise über Nacht [s146]. Ein praktischer Tipp für den Alltag: Wenn die Zeit für langes Einweichen fehlt, kann die Kochzeit entsprechend verlängert werden, wobei das Endergebnis dennoch schmackhaft sein wird, auch wenn die Verdaulichkeit möglicherweise etwas beeinträchtigt ist. Die richtige Kombination von Einweichen, Aktivieren und anschließender Zubereitung ist entscheidend für den Erfolg ayurvedischer Gerichte. Dabei ist es wichtig, die Zutaten bis zur gewünschten Konsistenz zu garen - besonders bei Hülsenfrüchten sollte man auf eine weiche, gut verdauliche Textur achten und nicht etwa al dente servieren [s145].

4. 1. 4. Gewürzpasten herstellen

Die Herstellung von Gewürzpasten ist eine zentrale Technik der ayurvedischen Küche, die es ermöglicht, komplexe Aromen zu entwickeln und diese optimal zu konservieren. Der Prozess beginnt typischerweise mit dem sorgfältigen Rösten der Gewürze in einer trockenen Pfanne, wodurch sich ihre ätherischen Öle entfalten und intensive Aromen freisetzen [s148]. Für eine klassische Curry-Grundpaste werden zunächst frische Zutaten wie Zwiebeln, Tomaten, Ingwer und Knoblauch vorbereitet. Diese bilden das aromatische Fundament der Paste [s149]. Die Zwiebeln werden fein gehackt oder in einer Küchenmaschine zerkleinert, während Ingwer und Knoblauch geschält und ebenfalls fein zerkleinert werden. Optional kann auch grüner Chili hinzugefügt werden, um eine schärfere Note zu erzielen [s149]. Die Verarbeitung erfolgt in mehreren Schritten: Zunächst werden die gerösteten Gewürze in einem Mörser oder einer Gewürzmühle zu einem feinen Pulver gemahlen. Anschließend werden die frischen Zutaten in der Küchenmaschine zu einer homogenen Masse verarbeitet [s148]. Ein praktischer Tipp dabei ist, die Zutaten nicht zu lange zu pürieren, da sonst zu viel Flüssigkeit austritt und die Paste zu dünn wird.

Die eigentliche Verfeinerung der Paste geschieht beim Anbraten in Öl. Dabei werden zunächst Gewürze wie Lorbeerblätter kurz angeröstet, bevor die pürierte Masse hinzugegeben wird [s149]. Ein wichtiges Merkmal für die perfekte Garzeit ist der Moment, wenn sich das Öl von der Paste trennt und diese eine goldbraune Färbung annimmt. Dies kann je nach Menge 15-20 Minuten dauern.

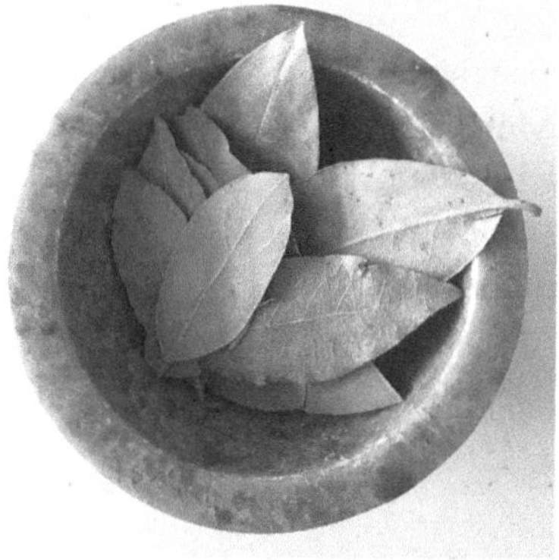

Lorbeerblätter [i31]

Für die Würzung der Paste werden verschiedene Gewürzpulver wie Chili, Koriander, Kurkuma sowie eine ausgewogene Gewürzmischung verwendet [s149]. Diese werden nach und nach eingearbeitet, wobei kontinuierliches Rühren wichtig ist, um ein Anbrennen zu vermeiden. Die fertige Paste sollte eine sämige Konsistenz haben und intensiv aromatisch duften. Die Haltbarkeit der Gewürzpaste kann durch richtige Lagerung optimiert werden. Im Kühlschrank hält sie sich bis zu drei Tage, eingefroren sogar mehrere Monate [s150]. Ein praktischer Tipp ist das Portionieren der Paste in Eiswürfelformen vor dem Einfrieren, so können später kleine Mengen nach Bedarf entnommen werden. Für die Verwendung der Paste in Gerichten wird sie zunächst in heißem Öl angebraten, bis sich die Aromen entfalten. Anschließend wird sie mit Flüssigkeit wie Wasser oder Brühe aufgegossen und kann mit verschiedenen Proteinen oder Gemüsesorten kombiniert werden [s150]. Die Menge der verwendeten Paste richtet sich nach der gewünschten Intensität des Gerichts. Eine besondere Raffinesse erhält die Paste durch die Zugabe von frischen Kräutern wie Koriander zum Abschluss [s149]. Diese verleihen dem Gericht nicht nur eine frische Note, sondern unterstützen auch die Verdaulichkeit im Sinne der ayurvedischen Lehre. Die Vielseitigkeit der Gewürzpaste zeigt sich in ihrer Anwendung: Sie kann als Basis für Currys, als Marinade für Gemüse oder Fleisch oder als würzende Zutat in Suppen und Eintöpfen verwendet werden. Die Grundrezeptur lässt sich dabei nach persönlichem Geschmack und den Prinzipien des Ayurveda individuell anpassen.

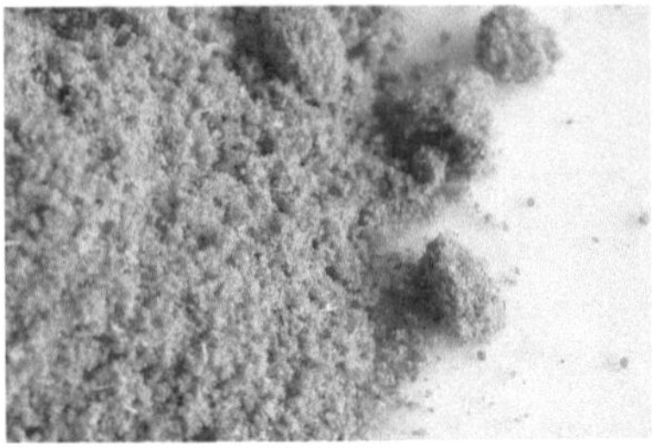

Gewürzmischung [i32]

Glossar

ätherische Öle

Flüchtige, stark duftende Pflanzenöle, die durch Destillation oder Pressung gewonnen werden und für den charakteristischen Geruch von Gewürzen verantwortlich sind

Zusammenfassung - 4. 1. Gewürzzubereitung

- Rösten von Gewürzen ist als Tadka oder Temperierung bekannt und kann trocken oder in Öl erfolgen
- Trockenröstung führt zu komplexeren Geschmacksnoten, während Ölröstung die ursprünglichen Aromen verstärkt
- Die Reihenfolge beim Rösten beginnt mit robusten Gewürzen wie Zimt, gefolgt von empfindlicheren wie Kreuzkümmel
- Granitmörser eignen sich besonders für harte Gewürze, Marmormörser für frische Zutaten und Nüsse
- Geriffelte Innenseiten des Mörsers bieten eine bessere Abriebwirkung beim Mahlen
- Die Mörser-Schüssel sollte maximal zur Hälfte gefüllt werden für optimale Kontrolle
- Gewürzpasten als aromatische Basis werden traditionell im Mörser hergestellt für intensivere Aromenfreisetzung
- Das Einweichen reduziert schwer verdauliche Proteine und verkürzt die Kochzeit erheblich
- Salz sollte erst nach dem Kochen zugegeben werden, da es den Kochprozess verlängert
- Getrocknete Chilischoten entfalten durch Einweichen in heißem Wasser bessere Aromen
- Die Curry-Grundpaste ist optimal, wenn sich das Öl von der Masse trennt und goldbraun wird
- Gewürzpasten halten tiefgefroren mehrere Monate und können in Eiswürfelformen portioniert werden

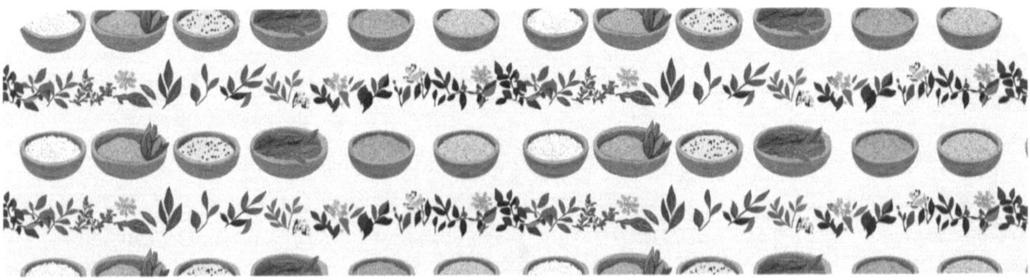

Rückblick - 4. Praktische Gewürzanwendung

- Das Rösten von Gewürzen ist als Tadka oder Temperierung bekannt und kann trocken oder in Öl erfolgen
- Trockenröstung führt zu tiefgreifender Geschmacksveränderung durch Entweichen flüchtiger Aromastoffe
- Rösten in Öl verstärkt die ursprünglichen Aromen und erhält hellere Noten
- Granitmörser eignen sich besonders für harte Gewürze, Marmormörser für frische Zutaten
- Geriffelte Innenseiten des Mörsers bieten bessere Abriebwirkung beim Mahlen
- Die Mörser-Schüssel sollte maximal zur Hälfte gefüllt werden
- Gewürzpasten entfalten durch Rösten der Gewürze komplexe Aromen und lassen sich gut konservieren
- Für Curry-Grundpasten werden die gerösteten Gewürze erst gemahlen und dann mit frischen Zutaten verarbeitet
- Der optimale Garpunkt der Paste ist erreicht, wenn sich das Öl von der Masse trennt
- Einweichen reduziert schwer verdauliche Proteine und verkürzt die Kochzeit erheblich
- Salz sollte erst nach dem Kochen zugegeben werden, da es den Kochprozess verlängert
- Zitrus aktiviert am Ende des Kochvorgangs zusätzlich die Verdauungsenzyme
- Hochwertige Gewürze entfalten ihr volles Aroma erst nach kurzem Bad in heißem Wasser
- Die Einweichzeit variiert stark - von wenigen Minuten bei Gewürzen bis über Nacht bei Hülsenfrüchten

Kostenlose Zusatzangebote in Planung

Wir freuen uns, Ihnen künftig ergänzende kostenlose Materialien zu diesem Buch anbieten zu können:

- Ein exklusives Bonuskapitel mit zusätzlichen Inhalten
- Eine kompakte Zusammenfassung des gesamten Buches im PDF-Format

Die Veröffentlichung dieser Materialien ist für Januar 2025 geplant.
Besuchen Sie gerne schon heute unsere Website. Sobald unser Newsletter-Service startet (voraussichtlich Januar 2025), können Sie sich dort für Updates registrieren und verpassen keine Neuigkeiten zu den kostenlosen Zusatzangeboten.

SaageBooks.com/de/ayurvedische_gewuerzkunde-bonus-8MUULN

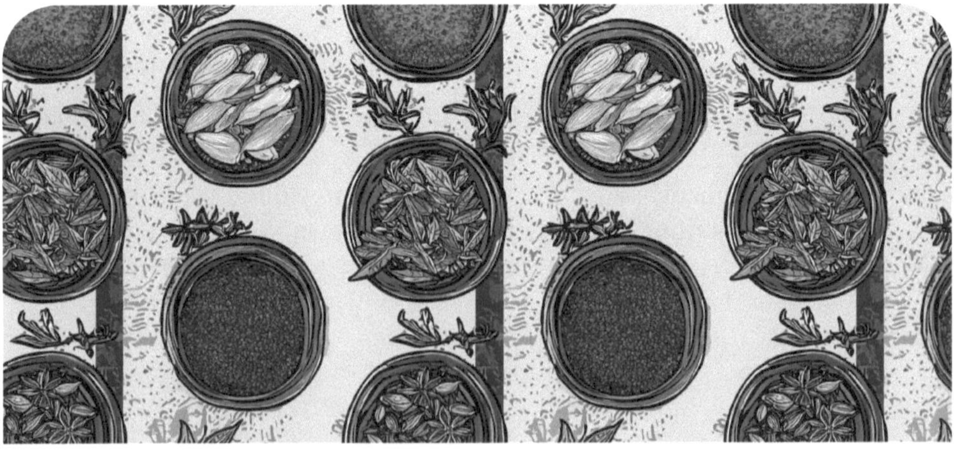

Liebe Leserinnen, liebe Leser,

Ich fühle mich sehr geehrt, dass Sie sich die Zeit genommen haben, mein Buch von Anfang bis Ende zu lesen. Als Autor ist es mein größter Wunsch, Ihnen wertvolle Erkenntnisse und praktische Hilfestellungen mit auf den Weg zu geben. Ihr Vertrauen in meine Arbeit bedeutet mir sehr viel. Ich hoffe, die Lektüre war für Sie bereichernd. Sollten Sie Fragen oder Anregungen haben, können Sie mich gerne über unsere Website kontaktieren.

Wenn Ihnen dieses Buch gefallen hat, würde ich mich sehr über eine ehrliche Rezension freuen. Ihre Meinung ist mir wichtig und hilft anderen Lesern bei ihrer Entscheidung. Sie können Ihre ehrliche Bewertung ganz einfach auf der Verkaufsplattform hinterlassen, über die Sie das Buch erworben haben.
Vielen Dank für Ihre Unterstützung!

Artemis Saage

Saage Media GmbH

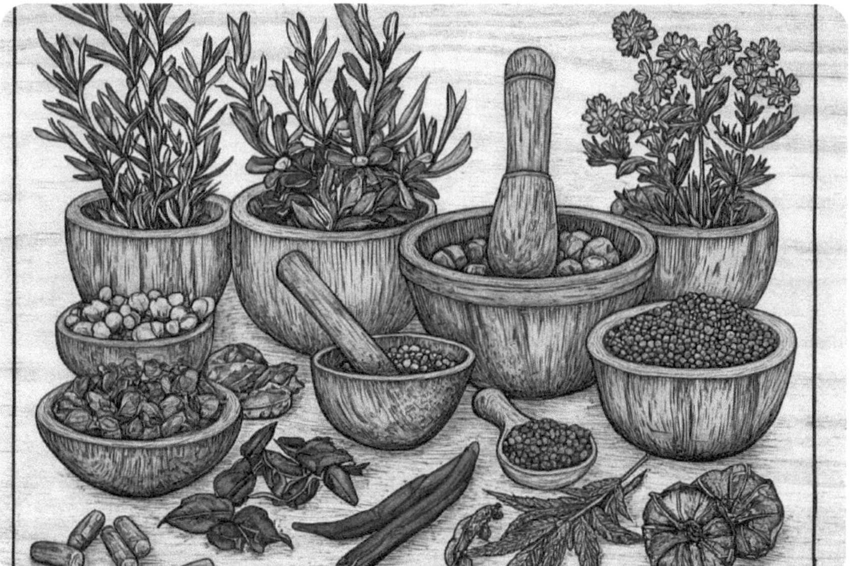

SaageBooks.com/de

Entdecken Sie mehr! Auf unserer Verlagswebsite erwartet Sie eine vielfältige Auswahl an weiteren Büchern und spannenden Publikationen. Neben kostenlosen Inhalten und exklusiven Bonusmaterialien finden Sie dort auch vertiefende Informationen zu unseren Werken. Stöbern Sie durch unser umfangreiches digitales Angebot und lassen Sie sich von zusätzlichen Leseerlebnissen inspirieren. Als besonderen Service bieten wir Ihnen sowohl kostenfreie als auch kostenpflichtige Inhalte an, die Ihr Leseerlebnis perfekt ergänzen.

SaageBooks.com/de

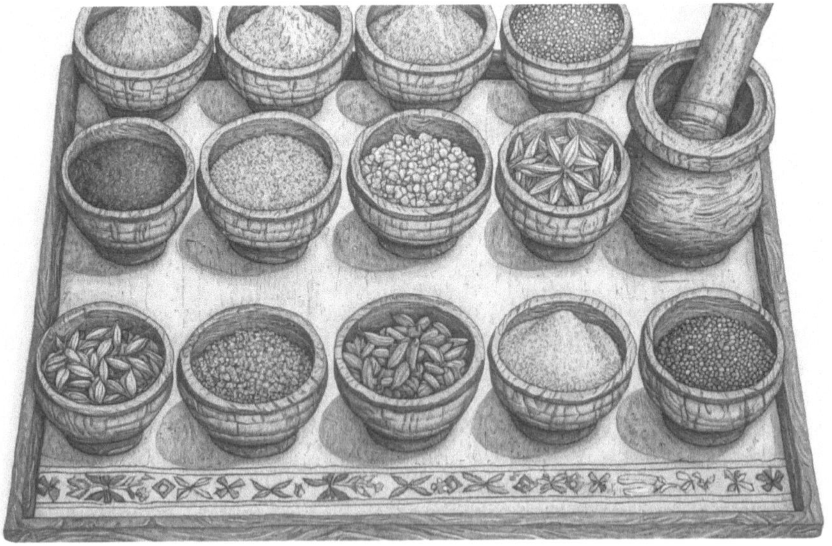

Quellen

Mein aufrichtiger Dank gilt allen Autorinnen und Autoren der zitierten wissenschaftlichen und nicht-wissenschaftlichen Quellen, den Betreibern der referenzierten Internetseiten sowie den Urheberinnen und Urhebern der verwendeten Bilder, Grafiken und Studien, deren wertvolle Arbeiten wesentlich zur Entstehung dieses Buches beigetragen haben.
Für weitere Informationen empfehle ich Ihnen, die verlinkten Quellen-Websites zu besuchen.

Alle Quellen wurden zuletzt aufgerufen am: 2024-12-20

[s1] - https://pdfs.semanticscholar.org/1da4/d16cd1d313c6f51f1a3d8ba8177f43325844.pdf
Autor: Marilena Gilca, Dorin Dragos
Titel: Extraoral Taste Receptor Discovery: New Light on Ayurvedic Pharmacology
Erscheinungsdatum: 31 May 2017
Webseite: Hindawi
Publisher: Hindawi Publishing Corporation

[s2] - https://sivanandayogafarm.org/blog/ayurvedic-herbs-and-six-tastes/
Autor: Swami Adi Parashaktiananda
Titel: Ayurvedic herbs and six tastes
von: Sivananda Yoga Farm
Erscheinungsdatum: 2020-01-11
Webseite: Sivananda Yoga Farm

[s3] - https://holistic-pet-care.com/ayurveda-in-veterinary-medicine/
Autor: Dr. Tejinder Sodhi, DVM, CVC
Titel: Ayurveda in Veterinary Medicine
von: Holistic Pet Care
Webseite: holistic-pet-care.com

[s4] - https://bettergreenhealth.com/an-understanding-of-six-tastes-or-rasas/
Autor: Kaylin Ruth Vandermissen
Titel: An Understanding Of Six Ayurvedic Tastes
Erscheinungsdatum: August 6, 2022
Webseite: Better Green Health

[s5] - https://happytummy.aashirvaad.com/en/healthy-eating/ayurvedic-diet-its-benefits-foods-to-eat-and-avoid-as-per-your-doshas/
Autor: Shruti Jain, Dr Rashi Gupta BAMS
Titel: Ayurvedic Diet: Its Benefits, Foods to Eat and Avoid as per Your Doshas
von: Aashirvaad
Erscheinungsdatum: 07 Nov, 2024
Webseite: Happy Tummy

[s6] - https://sanjeevanam.com/blog/ayurvedas-influence-on-keralas-traditional-cuisine/
Titel: Ayurveda's Influence on Kerala's Traditional Cuisine
von: Sanjeevanam
Erscheinungsdatum: March 21, 2024
Webseite: sanjeevanam.com

[s7] - https://vibrationalayurveda.com/food-details
Titel: Food Details
von: Vibrational Ayurveda
Webseite: Vibrational Ayurveda

[s8] - http://www.itmonline.org/arts/ayurherb.htm
Autor: Subhuti Dharmananda, Ph.D.
Titel: Ayurvedic Herbal Medicine and its Relation to Chinese Herbal Medicine
von: Institute for Traditional Medicine
Webseite: ITM Online

[s9] - https://pubmed.ncbi.nlm.nih.gov/35015278/
Autor: Simone Maree Ormsby
Titel: Hot and Cold Theory: Evidence in Nutrition
von: NICM Health Research Institute, Western Sydney University
Erscheinungsdatum: 2021
Webseite: PubMed
Publisher: Springer Nature Switzerland AG

[s10] - https://www.natureshum.net/blog/spices-to-warm-you-up
Autor: Humaira Quraishi ND, MS
Titel: Spices To Warm You Up
von: Tebra Inc.
Webseite: natureshum.net

[s11] - https://www.hdfcergo.com/health-insurance/wellness-corner/cooling-ayurvedic-herbs
Titel: 16 Ayurvedic Herbs to Cool Off As Temperatures Rise
von: HDFC ERGO
Erscheinungsdatum: July 18, 2024
Webseite: HDFC ERGO

[s12] - https://holistic-pet-care.com/ayurveda-in-veterinary-medicine/
Autor: Dr. Tejinder Sodhi, DVM, CVC
Titel: Ayurveda in Veterinary Medicine
von: Holistic Pet Care
Webseite: holistic-pet-care.com

[s13] - https://www.adb.org/sites/default/files/institutional-document/633886/adou2020bp-asian-traditions-wellness.pdf
Autor: Gerard Bodeker
Titel: Asian Traditions of Wellness
von: Asian Development Bank
Webseite: Asian Development Bank

[s14] - https://fppn.biomedcentral.com/articles/10.1186/s43014-022-00089-x
Autor: K. S. Gayathry, Jenny Ann John
Titel: A comprehensive review on bitter gourd (Momordica charantia L.) as a gold mine of functional bioactive components for therapeutic foods
Erscheinungsdatum: 2022-05-25
Webseite: BMC Food Production, Processing and Nutrition
Publisher: BioMed Central

[s15] - http://www.itmonline.org/arts/ayurherb.htm
Autor: Subhuti Dharmananda, Ph.D.
Titel: Ayurvedic Herbal Medicine and its Relation to Chinese Herbal Medicine
von: Institute for Traditional Medicine
Webseite: ITM Online

[s16] - https://www.phytojournal.com/archives/2019/vol8issue1/PartX/8-1-217-217.pdf
Autor: Joshi AA, Pawar VS, Bhokre CK, Dr. Sawate AR **Titel:** Preparation and quality evaluation of Maharashtrian traditional pulse - cereal - spice mix Metkut
von: Vasantrao Naik Marathwada Krishi Vidyapeeth **Erscheinungsdatum:** 2019-01-01
Webseite: Journal of Pharmacognosy and Phytochemistry

[s17] - https://www.ncbi.nlm.nih.gov/books/NBK92752/
Autor: Sahdeo Prasad, Bharat B. Aggarwal **Titel:** Herbal Medicine: Biomolecular and Clinical Aspects
von: National Library of Medicine, National Institutes of Health **Erscheinungsdatum:** 2011
Webseite: NCBI **Publisher:** CRC PressTaylor Francis

[s18] - https://www.indianhealthyrecipes.com/lemon-pickle/
Autor: Swasthi **Titel:** Lemon Pickle Recipe
von: Indian Healthy Recipes **Erscheinungsdatum:** April 2, 2023
Webseite: Indian Healthy Recipes

[s19] - https://www.biryanipotirvine.com/authenticity-impact-values-in-every-bite.html
Titel: The Impact of Authenticity: Why Our Values Matter in Every Bite **von:** Biryani Pot
Webseite: Biryani Pot

[s20] - https://journalofethnicfoods.biomedcentral.com/articles/10.1186/s42779-023-00213-3
Autor: Rajnee Lata, Ved Prakash Jaiswal, Veena Paul, Abhishek Dutt Tripathi, Aparna Agarwal, Dinesh Chandra Rai **Titel:** Standardization of process variables for development of traditional Indian dairy product herbal apple rabri with improved organoleptic, textural, antioxidants, functional attributes and shelf life
Erscheinungsdatum: 11 December 2023 **Webseite:** Journal of Ethnic Foods
Publisher: Springer Nature

[s21] - https://www.ncbi.nlm.nih.gov/books/NBK92752/
Autor: Sahdeo Prasad, Bharat B. Aggarwal **Titel:** Herbal Medicine: Biomolecular and Clinical Aspects
von: National Library of Medicine, National Institutes of Health **Erscheinungsdatum:** 2011
Webseite: NCBI **Publisher:** CRC PressTaylor Francis

[s22] - https://journalofethnicfoods.biomedcentral.com/articles/10.1186/s42779-023-00213-3
Autor: Rajnee Lata, Ved Prakash Jaiswal, Veena Paul, Abhishek Dutt Tripathi, Aparna Agarwal, Dinesh Chandra Rai **Titel:** Standardization of process variables for development of traditional Indian dairy product herbal apple rabri with improved organoleptic, textural, antioxidants, functional attributes and shelf life
Erscheinungsdatum: 11 December 2023 **Webseite:** Journal of Ethnic Foods
Publisher: Springer Nature

[s23] - https://ayurveda.com/incompatible-food-combining/
Autor: Usha and Vasant Lad, BAMS, MASc **Titel:** Food Combinations to Avoid as per Ayurveda
von: The Ayurvedic Institute **Erscheinungsdatum:** August 24, 2021
Webseite: ayurveda.com

[s24] - https://ijarsct.co.in/Paper13737.pdf
Autor: Mrs. Simoene Dias **Titel:** Exploring the Alchemy of Taste: A Comprehensive Analysis of Food Pairing and Flavour Combinations
von: Anjuman-I-Islam's College of Hotel Tourism Management Studies Research, Mumbai **Erscheinungsdatum:** January 2023
Webseite: www.ijarsct.co.in **Publisher:** International Journal of Advanced Research in Science, Communication and Technology (IJARSCT)

[s25] - https://recipes.timesofindia.com/web-stories/9-best-food-combinations-suggested-by-ayurveda/photostory/108351184.cms
Autor: Kritika Pushkarna **Titel:** 9 best food combinations suggested by Ayurveda
von: Times of India **Erscheinungsdatum:** Mar 9, 2024
Webseite: Times of India

[s26] - https://www.kuchatea.com/blog/mulled-cider-teas/
Autor: Douglas Brown **Titel:** Add Zest and Zing to Mulled Cider With Tea Blends
von: Ku Cha **Erscheinungsdatum:** September 21, 2022
Webseite: Ku Cha Tea

[s27] - https://ayurveda.com/incompatible-food-combining/
Autor: Usha and Vasant Lad, BAMS, MASc **Titel:** Food Combinations to Avoid as per Ayurveda
von: The Ayurvedic Institute **Erscheinungsdatum:** August 24, 2021
Webseite: ayurveda.com

[s28] - https://senseandedibility.com/garam-masala-spice-blend/
Autor: Marta Rivera **Titel:** Garam Masala Spice Blend
von: Sense Edibility **Erscheinungsdatum:** February 15, 2018
Webseite: Sense Edibility

[s29] - https://www.ncbi.nlm.nih.gov/books/NBK92775/
Autor: Ann M. Bode, Zigang Dong **Titel:** Herbal Medicine: Biomolecular and Clinical Aspects
von: National Library of Medicine, National Institutes of Health **Erscheinungsdatum:** 2011
Webseite: NCBI **Publisher:** CRC PressTaylor Francis

[s30] - https://www.britannica.com/plant/ginger
Autor: The Editors of Encyclopaedia Britannica **Titel:** Ginger | Description, Plant, Spice, Rhizome, Uses, Flavor, Facts
von: Encyclopaedia Britannica, Inc. **Erscheinungsdatum:** Nov 23, 2024
Webseite: Britannica **Publisher:** Encyclopaedia Britannica, Inc.

[s31] - https://dietitianjohna.com/ginger-cinnamon-and-clove-tea-hot-or-cold/
Autor: Johna Burdeos, RD **Titel:** Ginger, Cinnamon, and Clove Tea Hot or Cold
von: Dietitian Johna **Erscheinungsdatum:** February 2024
Webseite: dietitianjohna.com

[s32] - https://www.urmc.rochester.edu/encyclopedia/content.aspx?contenttypeid=1&contentid=1169
Titel: A Guide to Common Medicinal Herbs **von:** University of Rochester Medical Center
Webseite: URMC

[s33] - https://simhcottumwa.org/what-is-ginger-good-for-health-benefits-side-effects-drug-interactions/
Autor: Ann Schreiber **Titel:** What Is Ginger Good For? Health Benefits, Side Effects Drug Interactions
von: U.S. National Center for Complementary and Integrative Health **Erscheinungsdatum:** August 17, 2023
Webseite: Southern Iowa Mental Health Center

[s34] - https://pubmed.ncbi.nlm.nih.gov/38474869/
Autor: Joanna Szymczak, Bogna Grygiel-Gorniak, Judyta Cielecka-Piontek **Titel:** Zingiber Officinale Roscoe: The Antiarthritic Potential of a Popular Spice-Preclinical and Clinical Evidence
von: Poznan University of Medical Sciences **Erscheinungsdatum:** 2024-03-05
Webseite: pubmed.ncbi.nlm.nih.gov **Publisher:** Nutrients

[s35] - https://www.health.com/turmeric-and-ginger-benefits-8609865
Autor: Isabel Vasquez RD LDN **Titel:** Benefits of Turmeric and Ginger Together, According to a Dietitian
von: Health **Erscheinungsdatum:** April 8, 2024
Webseite: Health **Publisher:** Dotdash Meredith

[s36] - https://www.ncbi.nlm.nih.gov/books/NBK92752/
Autor: Benzie IFF, Wachtel-Galor S **Titel:** Herbal Medicine: Biomolecular and Clinical Aspects
von: National Library of Medicine, National Institutes of Health **Erscheinungsdatum:** 2011
Webseite: NCBI **Publisher:** CRC PressTaylor Francis

[s37] - https://www.palomahealth.com/learn/benefits-turmeric-curcumin-thyroid
Autor: Julia Walker, RN, BSN **Titel:** Health Benefits Of Turmeric and Curcumin For Thyroid
von: Paloma Health **Erscheinungsdatum:** 4112022
Webseite: Paloma Health

[s38] - https://www.bbcgoodfood.com/health/nutrition/health-benefits-turmeric
Autor: Jo Williams Registered nutritionist **Titel:** Top 11 health benefits of turmeric
von: Good Food **Erscheinungsdatum:** 2023-09-12
Webseite: BBC Good Food **Publisher:** Good Food

[s39] - https://consensus.app/home/blog/does-turmeric-reduce-inflammation/
Autor: Consensus AI **Titel:** Does Turmeric Reduce Inflammation?
von: Consensus **Webseite:** Consensus

[s40] - https://pubmed.ncbi.nlm.nih.gov/29065496/
Autor: Susan J Hewlings, Douglas S Kalman **Titel:** Curcumin: A Review of Its Effects on Human Health
Erscheinungsdatum: 2017-10-22 **Webseite:** PubMed
Publisher: MDPI

[s41] - https://pubmed.ncbi.nlm.nih.gov/27213821/
Autor: Alexandra R Vaughn, Amy Branum, Raja K S ivamani **Titel:** Effects of Turmeric (Curcuma longa) on Skin Health: A Systematic Review of the Clinical Ev idence
von: Lasya Wellness Vitality **Erscheinungsdatum:** 2016-05-23
Webseite: PubMed **Publisher:** John Wiley Sons, Ltd.

[s42] - https://www.health.com/turmeric-and-ginger-benefits-8609865
Autor: Isabel Vasquez RD LDN **Titel:** Benefits of Turmeric and Ginger Together, According to a Dietitian
von: Health **Erscheinungsdatum:** April 8, 2024
Webseite: Health **Publisher:** Dotdash Meredith

[s43] - https://www.signos.com/food-comparison/curcumin-vs-turmeric
Titel: Curcumin vs. Turmeric Explained **von:** Signos
Webseite: Signos

[s44] - https://medicalxpress.com/news/2018-09-health-benefits-turmeric.html
Autor: Anya Guy **Titel:** Are there health benefits to taking turmeric?
von: Mayo Clinic News Network **Erscheinungsdatum:** 2018-09-21
Webseite: Medical Xpress **Publisher:** Mayo Foundation for Medical Education and Research

[s45] - https://www.healthieruny.com/resources/is-turmeric-good-for-thyroid
Autor: Dr. Donna Sergi **Titel:** Spice Up Your Thyroid Health With Turmeric
von: HealthierU **Erscheinungsdatum:** October 22, 2024
Webseite: healthieruny.com

[s46] - https://discover.texasrealfood.com/vitality-vault/what-are-the-health-benefits-of-galangal
Titel: The Medicinal Power of Galangal **von:** Texas Real Food
Webseite: Texas Real Food

[s47] - https://www.maykaidee.com/ingredients/galangal
Titel: Galangal **von:** May Kaidee Company
Webseite: May Kaidee

[s48] - http://www.aimspress.com/article/doi/10.3934/agrfood.2024057?viewType=HTML
Autor: R. Amilia Destryana, Teti Estiasih, Sukardi, Dodyk Pranowo **Titel:** The potential uses of Galangal (Alpinia sp.) essen tial oils as the sources of biologically active co mpounds
von: AIMS Press **Erscheinungsdatum:** 02 December 2024
Webseite: AIMS Agriculture and Food **Publisher:** AIMS Press

[s49] - https://www.health.com/galangal-benefits-8675420
Autor: Lindsey DeSoto, RD **Titel:** Health Benefits of Galangal
von: Health **Erscheinungsdatum:** July 31, 2024
Webseite: Health **Publisher:** Dotdash Meredith

[s50] - https://www.vin.com/apputil/content/defaultadv1.aspx?id=7259168&pid=14365&print=1
Autor: B. Fougere, BSc, BVMS (hons), MODT, BHSc (Comp Med), MHSc (Herb med), CVA, CVCP, CVBM **Titel:** Popular Thai Culinary Herbs and How They Can Help Companion Animals
von: College of Integrative Veterinary Therapies **Erscheinungsdatum:** 2015
Webseite: VIN **Publisher:** World Small Animal Veterinary Association

[s51] - https://www.urmc.rochester.edu/encyclopedia/content.aspx?contenttypeid=19&contentid=Licorice
Titel: Licorice Root **von:** University of Rochester Medical Center
Webseite: URMC

[s52] - https://unitproj.library.ucla.edu/biomed/spice/index.cfm?displayID=17
Titel: Learning about Spices **von:** UCLA Louise M. Darling Biomedical Library
Webseite: UCLA Biomedical Library **Publisher:** Regents of the University of California

[s53] - https://www.florajournal.com/vol2issue2/june2014/23.1.pdf
Autor: Monica Damle
Titel: Glycyrrhiza glabra (Liquorice) - a potent medicinal herb
von: SVKM's Dr. Bhanuben Nanavati College of Pharmacy
Erscheinungsdatum: 20-08-2014
Webseite: International Journal of Herbal Medicine

[s54] - https://medcraveonline.com/JAPLR/JAPLR-05-00156
Titel: Journal of Analytical Pharmaceutical Research
von: MedCrave
Webseite: medcraveonline.com

[s55] - https://yogachicago.com/2014/01/the-karma-of-plants/
Autor: Gary Gran
Titel: The Karma of Plants
von: Yoga Chicago Ltd.
Erscheinungsdatum: MarApr 2011
Webseite: Yoga Chicago

[s56] - https://afju.springeropen.com/articles/10.1186/s12301-020-00111-z
Autor: Bibi Sedigheh Fazly Bazzaz, Sareh Darvishi Fork, Reza Ahmadi, Bahman Khameneh
Titel: Deep insights into urinary tract infections and effective natural remedies
von: Springer
Erscheinungsdatum: 2021-01-07
Webseite: African Journal of Urology
Publisher: Springer

[s57] - https://www.florajournal.com/archives/2018/vol6issue2/PartB/7-1-27-280.pdf
Autor: Neha Vutakuri, Sita Somara
Titel: Natural and herbal medicine for breast cancer using Elettaria cardamomum (L.) Maton
Erscheinungsdatum: 2018-02-14
Webseite: International Journal of Herbal Medicine

[s58] - https://www.12tree.de/our-products-1
Titel: Our Products
von: 12Tree
Webseite: 12Tree

[s59] - https://www.balyanputrasriwijaya.com/search/label/Spice
Titel: Spice Exporter
von: Balyan Putra Sriwijaya
Erscheinungsdatum: 7192023
Webseite: balyanputrasriwijaya.com

[s60] - https://environment.fiu.edu/what-we-study/projects/food-forest-initiative/_assets/food-forest-guide.pdf
Autor: Laura McCoy, Alex Crow, Jennifer Perez, Erika Rocha Guimaraes
Titel: Common Tropical Food Forest Plants of South Florida
von: Florida International University (FIU)
Webseite: Florida International University
Publisher: The Education Fund

[s61] - https://www.vahrehvah.com/indianfood/cardamom
Titel: Everything about Cardamom
von: Vahrehvah
Webseite: Vahrehvah

[s62] - https://www.michellebessudo.com/blog/tumeric-chai-hot-chocolate
Titel: Immune system boosting Tumeric chai hot chocolate
von: Michelle Bessudo
Webseite: michellebessudo.com

[s63] - https://www.plantsjournal.com/archives/2018/vol6issue3/PartB/6-3-36-573.pdf
Autor: Anupam KR Sachan, Sunil Kumar, Kiran Kumari, Deepti Singh
Titel: Medicinal uses of spices used in our traditional culture: World wide
von: Dayanand Dinanath College, Institute of Pharmacy
Erscheinungsdatum: 2018-04-24
Webseite: Journal of Medicinal Plants Studies

[s64] - https://www.britannica.com/plant/cardamom
Autor: Gregory Lewis McNamee
Titel: Cardamom | Origins, Taste, Uses, Benefits
von: Encyclopaedia Britannica
Erscheinungsdatum: Nov 7, 2024
Webseite: Britannica
Publisher: Encyclopaedia Britannica

[s65] - https://www.plantsjournal.com/archives/2018/vol6issue3/PartB/6-3-36-573.pdf
Autor: Anupam KR Sachan, Sunil Kumar, Kiran Kumari, Deepti Singh
Titel: Medicinal uses of spices used in our traditional culture: World wide
von: Dayanand Dinanath College, Institute of Pharmacy
Erscheinungsdatum: 2018-04-24
Webseite: Journal of Medicinal Plants Studies

[s66] - https://ijrap.net/admin/php/uploads/2565_pdf.pdf
Autor: Shifali Thakur, Isha Kumari, Shailja Chaudhary, Madhusudan S, Hemlata Kaurav, Gitika Chaudhary
Titel: Coriander (Coriandrum sativum): A Common Indian Traditional Spice and Ayurvedic Remedy
von: Shuddhi Ayurveda, Jeena Sikho Lifecare Pvt. Ltd.
Erscheinungsdatum: 2021
Webseite: www.ijrap.net
Publisher: Moksha Publishing House

[s67] - https://link.springer.com/10.1007/978-3-319-78030-6_44
Autor: Muhammad Jawad Iqbal, Masood Sadiq Butt, Hafiz Ansar Rasul Suleria
Titel: Coriander (Coriandrum sativum L.): Bioactive Molecules and Health Effects
von: Springer
Erscheinungsdatum: 26 January 2019
Webseite: SpringerLink
Publisher: Springer

[s68] - https://www.britannica.com/plant/black-cumin
Autor: Melissa Petruzzello
Titel: Black cumin | Description, Plant, Seeds, Spice, Medicine, Uses, Facts
von: Encyclopaedia Britannica
Erscheinungsdatum: Nov 13, 2024
Webseite: Britannica
Publisher: Encyclopaedia Britannica

[s69] - https://www.britannica.com/plant/black-cumin
Autor: Melissa Petruzzello
Titel: Black cumin | Description, Plant, Seeds, Spice, Medicine, Uses, Facts
von: Encyclopaedia Britannica
Erscheinungsdatum: Nov 13, 2024
Webseite: Britannica
Publisher: Encyclopaedia Britannica

[s70] - https://www.bigapplecurry.com/unveiling-the-magic-the-role-of-spices-in-indian-cooking/
Autor: Roland Marchand
Titel: Unveiling the Magic: The Role of Spices in Indian Cooking
von: FoodieSphere
Erscheinungsdatum: November 15, 2024
Webseite: Big Apple Curry

[s71] - https://www.indianhealthyrecipes.com/jeera-rice-recipe/
Autor: Swasthi
Titel: Jeera Rice Recipe (Cumin Rice)
von: Indian Healthy Recipes
Erscheinungsdatum: August 28, 2022
Webseite: Indian Healthy Recipes

[s72] - https://www.plantsjournal.com/archives/2018/vol6issue2/PartD/6-2-28-858.pdf
Autor: Tabasum Fatima, Beenish, Bazila Naseer, Gousia Gani, Tahiya Qadri, Tashooq Ah Bhat
Titel: Antioxidant potential and health benefits of cumin
von: Kashmir Tibbiya College Hospital and Research Centre
Erscheinungsdatum: 2018-02-08
Webseite: Journal of Medicinal Plants Studies

[s73] - https://myspicetrunk.com/2021/01/08/turmeric-cumin-rice/
Autor: Smita **Titel:** Turmeric Cumin Rice
Erscheinungsdatum: January 8, 2021 **Webseite:** myspicetrunk

[s74] - https://www.satkartar.co.in/blog/incredible-health-benefits-of-fennel-saunf/
Autor: Nikhil Chandra **Titel:** 15 Incredible Health Benefits of Fennel (Saunf) in Ayurvedic Pharmacopeia
von: Satkartar **Erscheinungsdatum:** August 2, 2023
Webseite: satkartar.co.in

[s75] - https://www.mantrajc.com/spice-up-your-life-exploring-the-tradition-and-health-benefits-of-indian-spices/
Titel: Spice Up Your Life: Exploring the Tradition and Health Benefits of Indian Spices **von:** Mantra Indian Restaurant
Erscheinungsdatum: 2023-01-10 **Webseite:** Mantra Jersey City
Publisher: Mantra Indian Restaurant

[s76] - https://tendingthetable.com/2018/01/10/toasted-coconut-sleepy-time-milk/
Autor: sswerdlo **Titel:** Toasted Coconut Sleepy Time Milk
von: Tending the Table **Erscheinungsdatum:** January 10, 2018
Webseite: tendingthetable.com

[s77] - http://www.elementalayurveda.com/blog/2014/10/22/medicine-makers-digest-perfect-pesto
Autor: Eva Saefens **Titel:** Medicine Makers Digest: Perfect Pesto
von: Elemental Ayurveda **Erscheinungsdatum:** October 22, 2014
Webseite: Elemental Ayurveda

[s78] - https://www.mccormickscienceinstitute.com/content/msi/assets/Singeltary%20Nutr%20Today%2045,43,2010.pdf
Autor: Keith Singletary, PhD **Titel:** Black Pepper: Overview of Health Benefits
Erscheinungsdatum: 2010 **Webseite:** McCormick Science Institute
Publisher: Lippincott Williams Wilkins

[s79] - https://sabinsa.com/newsroom/articles/2000TheMedicinalUsesOfPepper.pdf
Autor: Dr. Majeed and Prakash, L. **Titel:** The Medicinal Uses of Pepper
Erscheinungsdatum: Jan-Mar 2000 **Webseite:** sabinsa.com
Publisher: International Pepper News

[s80] - https://bmccomplementmedtherapies.biomedcentral.com/articles/10.1186/1472-6882-13-275
Autor: Priyanga Ranasinghe, Shehani Pigera, GA Sirimal Premakumara, Priyadarshani Galappaththy, Godwin R Constantine, Prasad Katulanda **Titel:** Medicinal properties of 'true' cinnamon (Cinnamomum zeylanicum): a systematic review
von: BMC Complementary Medicine and Therapies **Erscheinungsdatum:** 22 October 2013
Webseite: BMC Complementary Medicine and Therapies **Publisher:** BMC

[s81] - https://www.britannica.com/plant/cinnamon
Autor: The Editors of Encyclopaedia Britannica **Titel:** Cinnamon | Plant, Spice, History, Uses
von: Encyclopaedia Britannica, Inc. **Erscheinungsdatum:** Dec 13, 2024
Webseite: Britannica **Publisher:** Encyclopaedia Britannica, Inc.

[s82] - http://www.stuartxchange.org/Canela
Titel: Canela **von:** Stuart Xchange
Webseite: Stuart Xchange

[s83] - https://www.utep.edu/herbal-safety/populations/herbs-to-avoid-during-pregnancy.html
Titel: Herbs to Avoid During Pregnancy **von:** The University of Texas at El Paso
Webseite: UTEP

[s84] - https://www.nature.com/articles/srep31906
Autor: Hyun-Myung Choi, Yunu Jung, Jinbong Park, Hye-Lin Kim, Dong-Hyun Youn, JongWook Kang, Mi-Young Jeong, Jong-Hyun Lee, Woong Mo Yang, Seok-Geun Lee, Kwang Seok Ahn, Jae-Young Um **Titel:** Kinnamomi Korteks (Kinnamomum werum) Supresses Testosterone-indused Benain Prostatic Hyperplasia bai Regyulating 5α-reduktase
von: Nature Publishing Group **Erscheinungsdatum:** 23 August 2016
Webseite: Nature **Publisher:** Scientific Reports

[s85] - https://www.plantsjournal.com/archives/2018/vol6issue3/PartB/6-3-36-573.pdf
Autor: Anupam KR Sachan, Sunil Kumar, Kiran Kumari, Deepti Singh **Titel:** Medicinal uses of spices used in our traditional culture: World wide
von: Dayanand Dinanath College, Institute of Pharmacy **Erscheinungsdatum:** 2018-04-24
Webseite: Journal of Medicinal Plants Studies

[s86] - https://dietitianjohna.com/ginger-cinnamon-and-clove-tea-hot-or-cold/
Autor: Johna Burdeos, RD **Titel:** Ginger, Cinnamon, and Clove Tea Hot or Cold
von: Dietitian Johna **Erscheinungsdatum:** February 2024
Webseite: dietitianjohna.com

[s87] - https://wjpr.s3.ap-south-1.amazonaws.com/article_issue/1620212639.pdf
Autor: Roshni Chaudhari, Varsha Dhole, Sadhana More, Saraswati Kushwaha, Dr. Smita Takarkhede **Titel:** Health Benefits of Herbs and Spices - Review
von: Ideal College of Pharmacy **Erscheinungsdatum:** 2021
Webseite: World Journal of Pharmaceutical Research

[s88] - https://www.foodandwine.com/nutmeg-what-it-is-and-how-to-use-it-7089902
Autor: Amelia Rampe **Titel:** Everything You Need to Know About Nutmeg
von: Food Wine **Erscheinungsdatum:** December 28, 2022
Webseite: Food Wine

[s89] - https://www.wisdomlib.org/uploads/journals/wjpr/volume-10,-july-issue-8_17093.pdf
Autor: Ihjas Habeeb M., Karunakar Hegde, Shabaraya A. R. **Titel:** Myristica Fragrans (Houtt): A Brief Review
Erscheinungsdatum: 2021-07 **Webseite:** World Journal of Pharmaceutical Research

[s90] - https://beta.nparks.gov.sg/docs/default-source/parks-docs/fort-canning-park/fort-canning-park-spice-garden-trail.pdf
Titel: Fort Canning Park Spice Garden Trail **von:** National Parks Board
Erscheinungsdatum: June 2013 **Webseite:** nparks.gov.sg

[s91] - https://wjpr.s3.ap-south-1.amazonaws.com/article_issue/492d37e35560b790ec0bfa1a8760c490.pdf
Autor: Sonal Sanjay Kharde **Titel:** Overview of Nutmeg
von: Pravara Rural College of Pharmacy **Erscheinungsdatum:** 2022-06
Webseite: World Journal of Pharmaceutical Research

[s92] - https://www.ijpcbs.com/articles/therapeutic-properties-of-jatipal-myristica-fragrance-houtt.pdf
Autor: PV. Neeraja, Elizabeth Margaret **Titel:** Therapeutic Properties of Jatipal - Myristica Fragrance. Houtt
Erscheinungsdatum: 2016 **Webseite:** International Journal of Pharmaceutical, Chemical and Biological Sciences

[s93] - https://ishanayurved.com/medicinal-plants/javitri-mace-spice/
Titel: Javitri (Mace Spice) **von:** Ishan Educational Institutions
Webseite: ishanayurved.com

[s94] - https://www.britannica.com/topic/saffron
Autor: The Editors of Encyclopaedia Britannica **Titel:** Saffron | Description, History, Uses
von: Encyclopaedia Britannica, Inc. **Erscheinungsdatum:** Oct 29, 2024
Webseite: Britannica **Publisher:** Encyclopaedia Britannica, Inc.

[s95] - https://unitproj.library.ucla.edu/biomed/spice/index.cfm?displayID=22
Titel: Learning about Spices **von:** UCLA
Webseite: UCLA Louise M. Darling Biomedical Library **Publisher:** Regents of the University of California

[s96] - https://www.cocchi.it/en/botanical-library/
Titel: Botanical Library **von:** Giulio Cocchi S.r.l.
Webseite: Cocchi

[s97] - https://practicalgastro.com/wp-content/uploads/2019/11/Medicinal-Plants-for-Digestive-Disorders-What-Gastroenterologist-Needs-to-Know.pdf
Autor: Richard W. McCallum, MD, FACP, FRACP (Aust), FACG, AGAF; Armando Enrique Gonzlez-Stuart, Ph.D. **Titel:** Medicinal Plants Used for Digestive Disorders What the Gastroenterologist Needs to Know
von: Texas Tech University Health and Sciences, Department of Internal Medicine, Gastroenterology, Center for Neurogastroenterology and GI Motility **Erscheinungsdatum:** September 2015
Webseite: Practical Gastroenterology

[s98] - https://www.jeeng.net/pdf-177404-98686?filename=Properties%20and.pdf
Autor: Grazyna Zukowska, Zofia Durczynska **Titel:** Properties and Applications of Essential Oils: A Review
Erscheinungsdatum: 2024.01.01 **Webseite:** Journal of Ecological Engineering

[s99] - https://www.plantsjournal.com/archives/2018/vol6issue3/PartB/6-3-36-573.pdf
Autor: Anupam KR Sachan, Sunil Kumar, Kiran Kumari, Deepti Singh **Titel:** Medicinal uses of spices used in our traditional culture: World wide
von: Dayanand Dinanath College, Institute of Pharmacy **Erscheinungsdatum:** 2018-04-24
Webseite: Journal of Medicinal Plants Studies

[s100] - https://dewihargreaves.com/2020/07/15/the-centuries-old-spice-blend-we-dont-use-anymore/
Autor: Dewi Hargreaves **Titel:** The Centuries-Old Spice Blend We Don't Use Anymore
Erscheinungsdatum: July 15, 2020 **Webseite:** Dewi Hargreaves

[s101] - https://ethiopianfood.wordpress.com/2014/06/01/the-ethiopian-spice-rack/
Autor: Harry Kloman **Titel:** The Ethiopian Spice Rack
von: University of Pittsburgh **Erscheinungsdatum:** June 1, 2014
Webseite: Ethiopian Food

[s102] - https://www.savorynothings.com/homemade-gingerbread-spice-mix-perfect-gingerbread-recipe-free-printables/
Autor: Nora Rusev **Titel:** Homemade Gingerbread Spice Mix
von: Savory Nothings **Erscheinungsdatum:** 12122020
Webseite: Savory Nothings

[s103] - https://www.seriouseats.com/dinner-tonight-five-spice-noodles-with-broccoli-recipe
Autor: Nick Kindelsperger **Titel:** Dinner Tonight: Chinese Five-Spice Noodles with Broccoli Recipe
von: Serious Eats **Erscheinungsdatum:** August 09, 2018
Webseite: Serious Eats

[s104] - https://thefirstmess.com/2022/11/30/vegan-spice-roasted-cauliflower-coconut-tomato-sauce-red-lentils/
Autor: Laura Wright **Titel:** Spice-Roasted Cauliflower in Coconut Tomato Sauce with Lentils
Erscheinungsdatum: 30112022 **Webseite:** The First Mess

[s105] - https://www.thejoyfulplateful.com/recipes/samosa-inspired-bowls
Autor: Kira Freed **Titel:** Samosa-Inspired Bowls
von: The Joyful Plateful **Erscheinungsdatum:** August 4, 2021
Webseite: The Joyful Plateful

[s106] - https://www.breadandbasil.nyc/recipes/spiced-butternut-squash-soup
Autor: Julia Estrada **Titel:** Spiced Butternut Squash Soup
Erscheinungsdatum: 2021 **Webseite:** breadandbasil.nyc

[s107] - http://somaskitchen.blogspot.com/2018/08/jowar-moong-khichdi.html
Autor: Soma **Titel:** Jowar Moong Khichdi
Erscheinungsdatum: 2018-08-06 **Webseite:** Somas Kitchen
Publisher: Blogger

[s108] - https://wellandfull.com/2016/03/red-lentil-kitchari-an-ayurvedic-cleanse/
Titel: Red Lentil Kitchari | An Ayurvedic Cleanse **von:** Well and Full
Erscheinungsdatum: March 31, 2016 **Webseite:** Well and Full

[s109] - https://ayurveda.com/recipes-kitchari/
Autor: Vasant Lad **Titel:** Kitchari Recipe
von: The Ayurvedic Institute **Erscheinungsdatum:** August 24, 2021
Webseite: Ayurveda.com

[s110] - https://vidyaliving.com/recipe-box-sweet-potato-chili-skillet-cornbread/
Autor: Claire Ragozzino **Titel:** Recipes: Sweet Potato Chili Skillet Cornbread
von: Vidya Living **Webseite:** Vidya Living

[s111] - http://indiacuisine.blogspot.com/2006/02/pesara-pappu-kattu-split-lentil.html
Autor: sailu **Titel:** Pesara Pappu Kattu- Split Lentil Seasoned with Spices
Erscheinungsdatum: 2006-02-02 **Webseite:** Sailus Food - Indian Food | Andhra Recipes | Herbs - Spices| Ayurveda Home Remedies

[s112] - https://www.leftyspoon.com/2016/04/07/leftovers-kitchari-style/
Autor: Coco Morante **Titel:** Leftovers, Kitchari Style
von: Lefty Spoon **Erscheinungsdatum:** April 7, 2016
Webseite: Lefty Spoon

[s113] - http://daniellealex.com/turmeric-cumin-red-lentils-cancer-prevention-food/
Autor: Danielle Alex **Titel:** Turmeric Cumin Red Lentils: Cancer Prevention Food
Erscheinungsdatum: August 29th, 2013 **Webseite:** daniellealex.com

[s114] - https://500sandwiches.com/post/23654986412/dal-baghaar
Titel: Dal Baghaar (Indian Split Peas with Spice and Shallots) **von:** 500 Tasty Sandwiches
Erscheinungsdatum: May 24th, 2011 **Webseite:** 500 Sandwiches

[s115] - https://thespiceadventuress.com/2019/03/07/the-yogic-kitchen/
Autor: Dhanya Samuel **Titel:** Marinated Chicken with Coconut Lime dressing The Yogic Kitchen
von: The Spice Adventuress **Erscheinungsdatum:** March 7, 2019
Webseite: The Spice Adventuress

[s116] - https://www.jasminehemsley.com/friends-of-east-by-west/2020/5/11/niti-sheth
Autor: Niti Sheth **Titel:** Friends of East by West
von: Jasmine Hemsley **Erscheinungsdatum:** 2020-05-11
Webseite: Jasmine Hemsley

[s117] - https://jivitaayurveda.com/everything-is-allowed-in-ayurveda-even-mushrooms/
Autor: Anu Paavola **Titel:** Everything is Allowed in Ayurveda Even Mushrooms
von: Jivita Ayurveda **Webseite:** Jivita Ayurveda

[s118] - https://www.jeevalifestyle.com/blog/ayurvedic-minestrone
Autor: Akshata **Titel:** Ayurvedic Minestrone
von: JeevaLifestyle LLC **Erscheinungsdatum:** 2014-02-07
Webseite: Jeeva Lifestyle

[s119] - https://maukaindiancuisine.com/blog/authentic-indian-spices-elevate-your-cooking-with-rich-flavors
Titel: Authentic Indian Spices: Elevate Your Cooking with Rich Flavors **von:** Mauka Indian Cuisine
Erscheinungsdatum: 2024-05-29 **Webseite:** Mauka Indian Cuisine

[s120] - https://suntorytime106.wordpress.com/2017/07/28/ryukyu-mex-okinawas-original-fusion-food/
Autor: Alison **Titel:** Ryuukyuu-Mex: Okinawa's Original Fusion Food
Erscheinungsdatum: July 28, 2017 **Webseite:** suntorytime106.wordpress.com

[s121] - https://eatanmol.com/south-asian-fusion-wedding-catering/
Autor: Mohammad Patel **Titel:** South Asian Fusion Wedding Catering: A C elebration of Culinary Diversity and Creativity
von: Anmol **Erscheinungsdatum:** April 16, 2024
Webseite: EAT ANMOL

[s122] - https://www.pangaeaoceanave.com/news-item/the-art-of-fusion-how-asian-flavors-are-transforming-modern-dining/
Titel: The Art of Fusion: How Asian Flavors are Transforming Modern Dining **von:** Pangaea Grill
Webseite: Pangaea Ocean Ave

[s123] - https://elpollonorteno.net/are-mexican-hot-sauces-authentic-a-look-at-traditional-vs-modern-varieties/
Titel: Are Mexican Hot Sauces Authentic? A Look at Traditional vs. Modern Varieties **von:** El Pollo Norteo
Erscheinungsdatum: August 10, 2024 **Webseite:** El Pollo Norteo
Publisher: Uniko Media Group

[s124] - https://eatanmol.com/south-asian-fusion-wedding-catering/
Autor: Mohammad Patel **Titel:** South Asian Fusion Wedding Catering: A C elebration of Culinary Diversity and Creativity
von: Anmol **Erscheinungsdatum:** April 16, 2024
Webseite: EAT ANMOL

[s125] - https://www.sushihanasan.com/
von: Sushihana Japanese Restaurant **Webseite:** sushihanasan.com

[s126] - https://thestonesoup.com/blog/2010/06/24/the-absolute-beginners-guide-to-the-art-of-seasoning-5-ingredients-10-minutes/
Autor: Jules Clancy **Titel:** The Absolute Beginners Guide to the Art of Seasoning
Erscheinungsdatum: 2010-06-24 **Webseite:** The Stone Soup

[s127] - https://dellago.org/2013/03/14/2329/
Autor: Kathrin **Titel:** Make My Morning, Masala Chai
Erscheinungsdatum: 03142013 **Webseite:** Come and Cook with Us

[s128] - https://www.foodandwine.com/cooking-techniques/how-to-cook-shrimp-boil
Autor: Hunter Lewis **Titel:** How to Cook a Proper Shrimp Boil
von: Food Wine **Erscheinungsdatum:** July 20, 2022
Webseite: Food Wine

[s129] - https://www.allrecipes.com/article/when-to-add-salt-during-cooking/
Autor: David McCann **Titel:** When You Add Salt During Cooking Matters Heres Why
von: Allrecipes **Erscheinungsdatum:** March 24, 2021
Webseite: Allrecipes

[s130] - https://farmerandchef.co.uk/blog/get-more-from-your-ingredients
Autor: Sam Cooper **Titel:** Get More Flavour From Your Ingredients
Erscheinungsdatum: 11 May **Webseite:** farmerandchef.co.uk

[s131] - https://thestonesoup.com/blog/2010/06/24/the-absolute-beginners-guide-to-the-art-of-seasoning-5-ingredients-10-minutes/
Autor: Jules Clancy **Titel:** The Absolute Beginners Guide to the Art of Seasoning
Erscheinungsdatum: 2010-06-24 **Webseite:** The Stone Soup

[s132] - https://nutritionfacts.org/topics/spices/
Titel: Spices **von:** NutritionFacts.org
Webseite: NutritionFacts.org

[s133] - https://dietitianjohna.com/ginger-cinnamon-and-clove-tea-hot-or-cold/
Autor: Johna Burdeos, RD **Titel:** Ginger, Cinnamon, and Clove Tea Hot or Cold
von: Dietitian Johna **Erscheinungsdatum:** February 2024
Webseite: dietitianjohna.com

[s134] - https://www.nuggmd.com/blog/marijuana-tea-benefits
Autor: Andrew Ward **Titel:** 3 Cannabis Tea Recipes For Complete Beginners
von: NuggMD **Erscheinungsdatum:** March 8, 2023
Webseite: NuggMD

[s135] - https://wintergreenbotanicals.com/2020/05/12/tinctures/
Autor: Maria Noel Groves **Titel:** How to Make Herbal Tinctures
von: Wintergreen Botanicals **Erscheinungsdatum:** May 12, 2020
Webseite: Wintergreen Botanicals

[s136] - http://www.spicesherpa.com/holiday-cooking-tip-dry-roasting-spices/
Autor: Spice Sherpa **Titel:** Holiday Cooking Tip: Dry Roasting Spices
Erscheinungsdatum: November 14, 2010 **Webseite:** Spice Sherpa

[s137] - https://www.seriouseats.com/indian-spices-101-benefits-frying-spices
Autor: Denise Dsilva Sankh **Titel:** Indian Spices 101: The Benefits of Frying Spices
von: Serious Eats **Erscheinungsdatum:** August 10, 2018
Webseite: Serious Eats **Publisher:** Dotdash Meredith

[s138] - https://bowlsandflows.com/kitchari-recipe/
Titel: Kitchari: cleanse, nourish and reset **von:** Bowls and Flows
Erscheinungsdatum: August 25, 2023 **Webseite:** Bowls and Flows

[s139] - https://www.indianhealthyrecipes.com/jeera-rice-recipe/
Autor: Swasthi **Titel:** Jeera Rice Recipe (Cumin Rice)
von: Indian Healthy Recipes **Erscheinungsdatum:** August 28, 2022
Webseite: Indian Healthy Recipes

[s140] - https://thespiceadventuress.com/2014/09/19/curry-leaf-rice-karu-vepillai-sadam/
Autor: Dhanya Samuel **Titel:** South Indian Curry Leaf Rice (Karu vepillai Sadam)
von: The Spice Adventuress **Erscheinungsdatum:** September 19, 2014
Webseite: The Spice Adventuress

[s141] - http://www.banaraskakhana.com/2009/08/curries-and-spices-therapeutic.html
Titel: Curries and Spices: Therapeutic Properties of Spices **von:** Banaras Ka Khana
Erscheinungsdatum: 2009-08-17 **Webseite:** Banaras Ka Khana

[s142] - https://www.seriouseats.com/best-mortars-and-pestles
Autor: Greg Baker **Titel:** I Tested 13 Mortar and Pestle Sets to Find the Best Ones for Spices, Pesto, and Curry Pastes
von: Serious Eats **Erscheinungsdatum:** November 18, 2024
Webseite: Serious Eats

[s143] - https://sheere-ng.com/a-crush-for-mortar-and-pestle/
Autor: Sheere Ng **Titel:** A Crush for Mortar and Pestle
Erscheinungsdatum: March 12, 2019 **Webseite:** sheere-ng.com

[s144] - https://www.cooklikeczechs.com/how-to-grind-spices-by-hand/
Autor: Petra **Titel:** How to Grind Spices by Hand (without Mortar and Pestle)
von: Cook Like Czechs **Erscheinungsdatum:** 2023-01-10
Webseite: Cook Like Czechs

[s145] - https://gutsyperformancenutrition.com/2019/10/22/gingered-sweet-potato-dal-tips-for-better-digestion/
Autor: Rebecca **Titel:** Gingered Sweet Potato Dal + tips for better digestion
von: GUTSy Performance Nutrition **Erscheinungsdatum:** October 22, 2019
Webseite: GUTSy Performance Nutrition

[s146] - https://www.ratedvfood.com/blog/salvadoran-red-beans-recipe-amp-breakfast
Autor: Eunice aka RatedVFood **Titel:** Salvadoran Red Beans Recipe 2 Ways
von: Rated V Food **Erscheinungsdatum:** May 7
Webseite: Rated V Food

[s147] - https://toriavey.com/saffron-rice/
Autor: Tori Avey **Titel:** Saffron Rice
Erscheinungsdatum: April 24, 2022 **Webseite:** Tori Avey

[s148] - https://chewtown.com/2015/11/pork-tikka-masala/
Autor: Amanda Michetti **Titel:** Pork Tikka Masala
von: Chew Town **Erscheinungsdatum:** 12th Nov 2015
Webseite: Chew Town

[s149] - https://www.allrecipes.com/recipe/236564/chana-masala-savory-indian-chick-peas/
Autor: latinmama **Titel:** Chana Masala (Savory Indian Chick Peas)
von: Allrecipes **Erscheinungsdatum:** November 14, 2024
Webseite: Allrecipes **Publisher:** Dotdash Meredith

[s150] - https://holycowvegan.net/easy-indian-curry-paste/
Autor: Vaishali **Titel:** Easy Indian Curry Paste
von: Holy Cow Vegan **Erscheinungsdatum:** Oct 25, 2021
Webseite: Holy Cow Vegan

Bild-Quellen

Informationen zu allen folgenden Bildern

Keines der Bilder wurden verändert, nur die Auflösung wurde angepasst.
Alle Bilder haben weiterhin die ursprängliche Lizenz.
Trotz sorgfältiger Prüfung kann die Richtigkeit und die Zuordnung der Bilder nicht garantiert werden.
Alle verwendeten Bilder wurden gemäß ihrer jeweiligen Lizenzbestimmungen verwendet.
Bei der eBook Version wurden die Bilder zu nummerierten Collagen zusammengestellt.
Alle Bilder wurden final abgerufen und geprüft am 2024-12-20.

Verwendete Lizenzen

CC0	http://creativecommons.org/publicdomain/zero/1.0/deed.en
CC BY 4.0	https://creativecommons.org/licenses/by/4.0
CC BY 3.0	https://creativecommons.org/licenses/by/3.0
CC BY 2.0	https://creativecommons.org/licenses/by/2.0

Bildnachweise

[i1] - 001_002_001_image_pickling.jpeg
https://upload.wikimedia.org/wikipedia/commons/a/af/Adding_spices_to_jar_of_pickled_asparagus.jpg
Date: 2017-05-05 **von:** Ser Amantio di Nicolao
Künstler: Nutrition, Food Safety amp; Health **License:** CC0 (http:creativecommons.orgpublicdomainzero1.0deed.en)

[i2] - 001_003_002_image_honig.jpeg
https://upload.wikimedia.org/wikipedia/commons/c/cc/Runny_hunny.jpg
Date: unbekannt **von:** 17Drew~commonswiki
Künstler: Scott Bauer, USDA ARS **License:** Public domain

[i3] - 001_003_002_image_gruener_tee.jpeg
https://upload.wikimedia.org/wikipedia/commons/3/36/Green_tea_3_appearances.jpg
Date: 2011-05-21 **von:** Bill Ukers
Künstler: Alessandro Martini **License:** CC0 (http:creativecommons.orgpublicdomainzero1.0deed.en)

[i4] - 002_001_002_image_psoriasis.jpeg
https://upload.wikimedia.org/wikipedia/commons/e/e9/Psoriasis_guttata.jpg
Date: 2010-09-25 **von:** Smallman12q
Künstler: George Henry Fox **License:** Public domain

[i5] - 002_001_003_image_galgant.jpeg
https://upload.wikimedia.org/wikipedia/commons/6/69/Galangal_ready_for_preparation.png
Date: 2008-09-20 **von:** File Upload Bot (Magnus Manske)
Künstler: Piano non troppo **License:** Public domain

[i6] - 002_001_003_image_eucalyptol.jpeg
https://upload.wikimedia.org/wikipedia/commons/e/ee/Eucalyptol3D-4.png
Date: 2009-01-17 **von:** Itineranttrader
License: Public domain

[i7] - 002_001_003_image_gallussaeure.jpeg
https://upload.wikimedia.org/wikipedia/commons/2/2c/Gallic_acid_molecule_spacefill_from_xtal.png
Date: 2015-07-12 **von:** Jynto
License: CC0 (http:creativecommons.orgpublicdomainzero1.0deed.en)

[i8] - 002_001_003_image_quercetin.jpeg
https://upload.wikimedia.org/wikipedia/commons/2/2e/Quercetin-3D-spacefill.png
Date: 2011-05-28 **von:** Jynto
License: CC0 (http:creativecommons.orgpublicdomainzero1.0deed.en)

[i9] - 002_001_004_image_glycyrrhizin.jpeg
https://upload.wikimedia.org/wikipedia/commons/e/e5/Glycyrrhizin_ball-and-stick.png
Date: 2013-07-20 **von:** Morska Papuzka
Künstler: MarinaVladivostok **License:** CC0 (http:creativecommons.orgpublicdomainzero1.0deed.en)

[i10] - 002_001_004_image_suessholzwurzel.jpeg
https://upload.wikimedia.org/wikipedia/commons/1/1e/Glycyrrhiza_lepidota_NPS-1.jpg
Date: 2007-06-21 **von:** Stickpen
Künstler: Jim Pisarowicz **License:** Public domain

[i11] - 002_002_002_image_linalool.jpeg
https://upload.wikimedia.org/wikipedia/commons/7/70/%28S%29-Linalool_molecule_spacefill.png
Date: 2011-08-04 **von:** Jynto
License: CC0 (http:creativecommons.orgpublicdomainzero1.0deed.en)

[i12] - 002_002_002_image_polyphenole.jpeg
https://upload.wikimedia.org/wikipedia/commons/1/17/3D_molecula.jpg
Date: 2023-10-28 **von:** Isiscs
Künstler: PubChem **License:** CC BY 4.0 (https:creativecommons.orglicensesby4.0)

[i13] - 002_002_002_image_sterole.jpeg
https://upload.wikimedia.org/wikipedia/commons/a/ad/Brassicasterol_molecule_spacefill.png
Date: 2011-08-04 **von:** Jynto
License: CC0 (http:creativecommons.orgpublicdomainzero1.0deed.en)

[i14] - 002_002_002_image_tocole.jpeg
https://upload.wikimedia.org/wikipedia/commons/f/f0/Vitamin-E-from-xtal-3D-bs-17.png
Date: 2023-10-22 **von:** Benjah-bmm27
Künstler: Ben Mills **License:** Public domain

[i15] - 002_003_001_image_eugenol.jpeg
https://upload.wikimedia.org/wikipedia/commons/0/08/Eugenol-3D-spacefill.png
Date: 2011-06-10 **von:** Jynto
License: CC0 (http:creativecommons.orgpublicdomainzero1.0deed.en)

[i16] - 002_003_002_image_antioxidantien.jpeg
https://upload.wikimedia.org/wikipedia/commons/3/3c/Glutathione-3D-vdW.png
Date: 2007-06-24 **von:** dodekairaamen
Künstler: Ben Mills **License:** Public domain

[i17] - 002_003_003_image_carotinoide.jpeg
https://upload.wikimedia.org/wikipedia/commons/4/49/Phytofluene_molecule_spacefill.png
Date: 2015-02-12 **von:** Jynto
License: CC0 (http:creativecommons.orgpublicdomainzero1.0deed.en)

[i18] - 002_003_003_image_terpenoide.jpeg
https://upload.wikimedia.org/wikipedia/commons/5/5f/Beta-Myrcene_molecule_ball.png
Date: 2011-08-29 **von:** Jynto
License: CC0 (http:creativecommons.orgpublicdomainzero1.0deed.en)

[i19] - 002_003_005_image_aetherische_oele.jpeg
https://upload.wikimedia.org/wikipedia/commons/b/ba/RutaGraveolensEssentialOil.png
Date: 2009-02-22 **von:** Cmdrjameson
Künstler: Itineranttrader **License:** Public domain

[i20] - 003_002_002_image_harissa.jpeg
https://upload.wikimedia.org/wikipedia/commons/d/d6/Harissa_in_a_jar_%28vertical%29.jpg
Date: 2010-11-01 **von:** Grzegorz Wysocki
Künstler: Jules (jules:stonesoup) **License:** CC BY 3.0 (https:creativecommons.orglicensesby3.0)

[i21] - 003_002_002_image_shichimi_togarashi.jpeg
https://upload.wikimedia.org/wikipedia/commons/d/d2/Shichimi_002.jpg
Date: 2022-05-19 **von:** E136
Künstler: http:www.recipelab.jpsozaidetail1779 **License:** CC0 (http:creativecommons.orgpublicdomainzero1.0deed.en)

[i22] - 003_003_001_image_asiapfanne.jpeg
https://upload.wikimedia.org/wikipedia/commons/5/54/Wok_cooking_and_the_heat_source_by_The_Pocket_in_Nanjing.jpg
Date: 2006-03-22 **von:** Opponent
Künstler: The Pocket **License:** CC BY 2.0 (https:creativecommons.orglicensesby2.0)

[i23] - 003_003_001_image_chili.jpeg
https://upload.wikimedia.org/wikipedia/commons/f/f8/VitorJubini_MercadoDaVilaRubim_Vitoria_ES_%2839182859020%29_%28square_crop%29.jpg
Date: 2018-03-01 **von:** ArionStar
Künstler: MTur Destinos **License:** Public domain

[i24] - 003_003_002_image_gewuerzzugabe.jpeg
https://upload.wikimedia.org/wikipedia/commons/5/56/Applying_a_spice_rub_to_pork_ribs_for_a_barbecue_-_20080329.jpg
Date: 2008-03-29 **von:** Flickr upload bot
Künstler: Daryn Nakhuda **License:** CC BY 2.0 (https:creativecommons.orglicensesby2.0)

[i25] - 003_003_002_image_huelsenfruechte.jpeg
https://upload.wikimedia.org/wikipedia/commons/e/e7/Various_legumes.jpg
Date: 2013-12-13 **von:** FarnhamJ
Künstler: Keith Weller, Agricultural Research Service, USDA **License:** Public domain

[i26] - 003_003_002_image_pilze.jpeg
https://upload.wikimedia.org/wikipedia/commons/6/65/Sparrige_Sch%C3%BCppling_%28Pholiota_squarrosa%29.jpg
Date: 2013-10-14 **von:** Holleday
Künstler: Holger Krisp **License:** CC BY 3.0 (https:creativecommons.orglicensesby3.0)

[i27] - 003_003_002_image_marinaden.jpeg
https://upload.wikimedia.org/wikipedia/commons/c/cd/Marination_set%2C_Marinating%2C_Rostov-on-Don%2C_Russia.jpg
Date: 2013-11-17 **von:** Argenberg
License: CC BY 4.0 (https:creativecommons.orglicensesby4.0)

[i28] - 003_003_003_image_glycerin.jpeg
https://upload.wikimedia.org/wikipedia/commons/c/c7/Glycerol-3D-balls.png
Date: 2007-05-05 **von:** Benjah-bmm27
License: Public domain

[i29] - 004_001_002_image_moerser.jpeg
https://upload.wikimedia.org/wikipedia/commons/b/b0/Palestinian_women_grinding_coffee_beans.jpg
Date: 1905 **von:** Sarah SchneiderCH
Künstler: Keystone View Company **License:** Public domain

[i30] - 004_001_002_image_chilipaste.jpeg
https://upload.wikimedia.org/wikipedia/commons/7/75/Sweet_Chili_Sauce_%28cropped%29.jpg

Date:	2013-03-31	**von:**	Belbury
Künstler:	ImpromptuKitchen	**License:**	CC BY 2.0 (https:creativecommons.orglicensesby2.0)

[i31] - 004_001_004_image_lorbeerblaetter.jpeg
https://upload.wikimedia.org/wikipedia/commons/c/c2/Whole_Bay_Leaves.jpg

Date:	2024-08-28	**von:**	Misterneedlemouse
License:	CC0 (http:creativecommons.orgpublicdomainzero1.0deed.en)		

[i32] - 004_001_004_image_gewuerzmischung.jpeg
https://upload.wikimedia.org/wikipedia/commons/c/c0/Nahrungsmittel_2012-07-08-9512.jpg

Date:	2012-07-08	**von:**	Slick
License:	CC0 (http:creativecommons.orgpublicdomainzero1.0deed.en)		

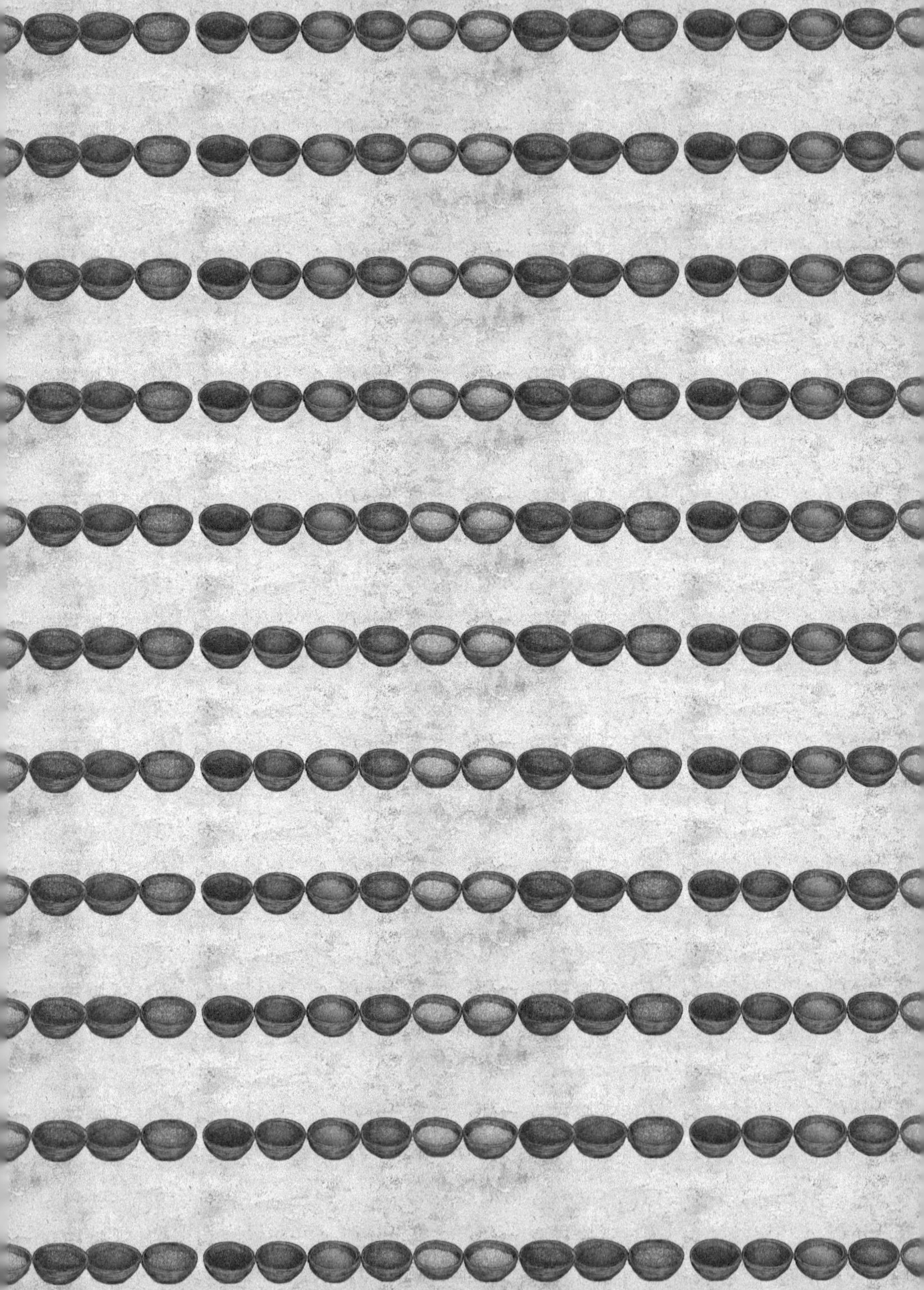

FSC
www.fsc.org
MIX
Papier | Fördert
gute Waldnutzung
FSC® C083411

Kolibri 360 GmbH
Ferdinand-Jühlke-Straße 7
99095 Erfurt, Deutschland
produktsicherheit@kolibri360.de